Christine Preißmann

Psychotherapie bei Menschen mit Asperger-Syndrom

Konzepte für eine erfolgreiche Behandlung aus Betroffenen- und Therapeutensicht

Verlag W. Kohlhammer

1. Auflage 2007

Alle Rechte vorbehalten
© 2007 W. Kohlhammer GmbH Stuttgart
Umschlag: Gestaltungskonzept Peter Horlacher
Gesamtherstellung:
W. Kohlhammer Druckerei GmbH + Co. KG, Stuttgart
Printed in Germany

ISBN 978-3-17-019745-9

Inhalt

Zur Autorin und zur Wahl des Themas

Bislang gibt es nur wenige Publikationen über die therapeutische Behandlung von Menschen mit Autismus und dem Asperger-Syndrom, obwohl auf diesem Gebiet sehr viel Bedarf vorhanden ist. Noch immer sind Wartezeiten von mehreren Monaten für eine qualifizierte Behandlung der Patienten keine Seltenheit, noch immer gibt es in vielen Gegenden nur ein sehr eingeschränktes Wissen über die autistische Störung in all ihren Facetten und über die Bedürfnisse der Betroffenen sowie eine oft nur geringe Bereitschaft, sich auf eine Zusammenarbeit mit autistischen Menschen, die als schwierig und häufig nur wenig erfolgreich gilt, einzulassen. Gleichzeitig jedoch ist unumstritten, dass ein möglichst früher Therapiebeginn von größter Bedeutung für die Erfolgsaussichten der Behandlung ist.

In diesem Buch geht es daher um grundsätzliche Überlegungen zur Psychotherapie von Menschen mit Asperger-Syndrom sowie um deren spezielle Bedürfnisse und Wünsche in einer therapeutischen Beziehung. Ihre Behinderung sieht man diesen Leuten manchmal auf den ersten Blick kaum an, erst bei genauerem Hinsehen wird deutlich, dass sich hinter ihrer oft durch hohe Schauspielkunst aufrechterhaltenen Fassade nicht selten massive Probleme verbergen. Im vorliegenden Buch wird daher erläutert, welche wesentlichen Themen bei der Therapie von Menschen mit Autismus eine Rolle werden spielen müssen. Viele wichtige Aspekte werden nicht nur beschrieben, sondern anhand von Beispielen aus der eigenen Erfahrung der Autorin als Patientin verdeutlicht. Dies stellt die Besonderheit des Buches dar und ist wohl bislang einmalig in der entsprechenden Fachliteratur zumindest des deutschsprachigen Raumes. Dabei erscheint diese Herangehensweise an das Thema eigentlich nahe liegend, ist doch das eigene Erleben der Betroffenen von größter Wichtigkeit für das Verständnis derjenigen, die beruflich mit autistischen Menschen zu tun haben. Um die persönlichen Erfahrungen der Autorin deutlich zu kennzeichnen, werden sie durch *Kursivschrift* hervorgehoben.

Dr. med. Christine Preißmann, geb. 1970, ist Fachärztin für Allgemeinmedizin, Notfallmedizin und Psychotherapie. Sie ist derzeit als Assistenzärztin im Suchtbereich einer psychiatrischen Klinik tätig. Erst im Alter von 27 Jahren wurde bei ihr die Diagnose einer autistischen Störung im Sinne eines Asperger-Syndroms gestellt; seither hat sie es sich zur Aufgabe gemacht, über die Situation der Betroffenen sowie deren Wünsche und Bedürfnisse zu informieren und so zu einem besseren Verständnis dieser Menschen beizutragen.

Im Jahr 2005 veröffentlichte sie mit ihrem ersten Buch „… und dass jeden Tag Weihnachten wär. Wünsche und Gedanken einer jungen Frau mit Asperger-Syndrom" (Preißmann, 2005) eine autobiografische Darstellung über das Erleben von autistischen Menschen; zudem hat sie bei Kongressen und anderen Fachveranstaltungen zahlreiche Vorträge zum Thema Autismus gehalten. Sie arbeitet selbst seit über zehn Jahren erfolgreich mit ihrer Therapeutin und wird in ihrem nun vorliegenden zweiten Werk auch hierüber berichten.

Mit ihren Ausführungen möchte Christine Preißmann nicht nur zu einem besseren Verständnis für die Situation der Betroffenen beitragen, sie möchte auch für ein stärkeres, gleichberechtigtes Miteinander von Patienten und Therapeuten werben, vor allem aber möchte sie interessierte Therapeuten und auch Angehörige anderer Berufsgruppen zu einer Zusammenarbeit mit autistischen Menschen ermutigen. Durch ihre eigene psychotherapeutische Weiterbildung kann sie dabei von beiden Seiten berichten.

Vorwort der Autorin

Viele autistische Menschen haben bereits einige frustrierende Erfahrungen machen müssen, sie fühlten sich in ihrer Therapie überfordert, falsch behandelt oder zumindest missverstanden. Wieder andere haben große Angst, sich auf eine therapeutische Beziehung überhaupt einzulassen, da sie fürchten, der Therapeut könnte versuchen, sie „normal" zu machen, also quasi ihren Autismus „wegtherapieren" zu wollen und ihnen dadurch all die Merkmale zu nehmen, die ihre Persönlichkeit ausmachen.

Daher ist es für viele Betroffene gar nicht vorstellbar, dass sie von einer Therapie profitieren könnten. Dies ist traurig und sehr bedauerlich, da „kluge, einfühlsame Therapeuten einer autistischen Persönlichkeit sehr dabei helfen (können), ihr Potenzial auszuleben" (O'Neill, 2001, S. 79). Eine auf sie zugeschnittene Therapie bei einem passenden Therapeuten in der richtigen „Dosierung" kann betroffenen Menschen zu einem erfüllten Leben im Rahmen ihrer Möglichkeiten und zu deutlich mehr Selbstständigkeit verhelfen, sie kann damit eine große Chance für sie sein, die sie nicht ungenutzt verstreichen lassen sollten.

Ich selbst hatte damals wirklich großes Glück gehabt und nach nur kurzer Suche vor fast genau zehn Jahren meine Therapeutin gefunden, eine sehr liebe Psychologin, mit der ich seither in der Regel einmal wöchentlich arbeite und zu der ich sehr gern gehe. Sie heißt Frau Sauerwein, aber ich werde sie der Einfachheit halber im Folgenden Frau S. nennen. Zuvor hatte ich zwei Sitzungen bei einer anderen Psychologin verbracht, die aber offensichtlich keine große Lust hatte, sich auf mich und meine Schwierigkeiten einzulassen, und die mir mitteilte, sie werde keinesfalls mit mir sprechen, wenn ich sie im Gespräch nicht ansähe. Da hatte ich recht schnell gemerkt, dass sie nicht die Richtige für mich sein würde.

Ich hatte damals bereits die ersten Jahre meines Medizinstudiums absolviert und vom Asperger-Syndrom noch keine Ahnung, habe erst später beim Lernen für die Prüfungen im Fach Kinder- und Jugendpsychiatrie davon gelesen. Aber ich hatte einen doch erheblichen Leidensdruck, da ich zunehmend depressiv wurde, was mein Studium erheblich beeinträchtigte. So bin ich glücklicherweise dem Rat meines damaligen Psychiaters gefolgt, es doch noch bei einer anderen Therapeutin zu versuchen, und so kam es, dass ich schließlich Frau S. kennen lernen durfte.

Nachfolgend möchte ich, basierend auf dieser langjährigen eigenen Erfahrung, einige Anregungen für eine erfolgreiche psychotherapeutische Behandlung von Menschen mit Autismus geben, speziell auch von Jugendlichen und Erwachsenen mit Asperger-Syndrom, die sich sprachlich ausreichend ausdrücken können und für die es nach wie vor nur sehr wenig Hilfe und Unterstützung gibt. Ich möchte mit diesem Band die Lücke schließen zwischen der Fachliteratur einerseits und den Erfahrungsberichten der Betroffenen auf der anderen Seite, und ich möchte beide Seiten, sowohl die vom Autismus betroffenen Menschen, vor allem aber auch immer mehr Therapeuten und andere beteiligte Berufsgruppen, ermutigen, sich der gemeinsamen Herausforderung einer Behandlung von Menschen mit Autismus zu stellen.

Es gibt derzeit leider noch keine Therapiemethoden, mit denen die Ursachen der autistischen Störung behandelt werden könnten. Daher ist die Behandlung der autistischen Patienten immer unterstützender Art, die sich an der jeweiligen Symptomatik, aber auch an den Wünschen, Vorstellungen und Zielen der Betroffenen orientieren muss. Ein mehrdimensionaler Ansatz, der die Kooperation verschiedener Fachdisziplinen notwendig macht, ist hier am ehesten Erfolg versprechend. In der vorliegenden Darstellung geht es dabei um die psychotherapeutische Behandlung von Menschen mit Autismus. Andere Behandlungsansätze, die ebenfalls beim Autismus angewandt werden und durchaus erfolgreich sein können, können im Rahmen dieses Buches nicht besprochen werden. Es sei hierzu auf die entsprechende Fachliteratur verwiesen.

Mein herzlicher Dank gilt all den lieben Menschen, die sich in sehr vielfältiger Weise um uns Menschen mit Autismus bemühen und die oftmals einen Großteil ihrer Freizeit für uns opfern. Vieles wird heute als selbstverständlich angesehen, was es jedoch nicht ist. Ohne die Arbeit der vielen haupt-, vor allem aber der vielen ehrenamtlichen Mitarbeiterinnen und Mitarbeiter in den verschiedensten Vereinen und Verbänden und ohne das Engagement unserer Eltern oder sonstiger Bezugspersonen hätten wir längst nicht die Lebensqualität, die wir heute haben.

Ein besonderes Dankeschön geht an meine Therapeutin, Frau Dipl.-Psych. Elke Sauerwein, die sich seit nunmehr über zehn Jahren unermüdlich um mein Wohlbefinden sorgt, die mich durch ihr eigenes Beispiel gelehrt hat, was es bedeutet, einen respekt-, würde- und liebevollen Umgang mit Patienten zu pflegen, und die mir durch ihre Arbeit hilft, ein schönes und erfülltes Leben zu führen, so wie es zu mir passt. Dafür danke ich ihr sehr herzlich und widme dieses Buch ihr und allen weiteren engagierten Therapeuten von Menschen mit Autismus als Dank für ihre Hilfe und Unterstützung.

Herzlichen Dank schließlich den Mitarbeitern des Kohlhammer-Verlags, Stuttgart, für die gute Zusammenarbeit und für die Unterstützung bei der Verwirklichung dieses Buchprojektes.

Christine Preißmann

Das Asperger-Syndrom –
Übersicht und Diagnosekriterien

Historisches

In den vierziger Jahren des vergangenen Jahrhunderts beschrieben zwei Wissenschaftler unabhängig voneinander fast zum gleichen Zeitpunkt eine Störung des Kindesalters, der sie den Namen „Autismus" gaben. Die von Leo Kanner erwähnten jungen Patienten (Kanner, 1943) waren dabei meist geistig retardiert, sie schienen ganz in ihrer Welt gefangen zu sein und insgesamt schwerer betroffen als die von Hans Asperger in seiner Habilitationsschrift als „autistische Psychopathen" bezeichneten Kinder (Asperger, 1944). Letztere neigten zu ungewöhnlichen Spezialinteressen, sie waren meist normal- bis hochintelligent und zeigten zwar eine autistische Symptomatik, dabei jedoch keine gravierende Sprachentwicklungsverzögerung. Da der Begriff „Psychopath" allerdings heute einen sehr negativen Beigeschmack hat und mit dissozialem Verhalten in Verbindung gebracht wird, wird nun nach dem Erstbeschreiber der Begriff „Asperger-Syndrom" verwendet.

Der so genannte „frühkindliche Autismus" nach Kanner fand schnell weltweite Beachtung, während das Asperger-Syndrom lange Zeit in Vergessenheit geriet. Erst in jüngerer Vergangenheit, insbesondere durch die Publikation von Lorna Wing zu Beginn der achtziger Jahre (Wing, 1981, 2005), hat das Interesse an dieser ausgeprägten Kontakt- und Kommunikationsstörung zugenommen. Die bereits von ihr aufgestellten drei Hauptkriterien für die diagnostische Beurteilung blieben bis heute weitgehend ohne Widerspruch:

A Störung der sozialen Interaktion;
B Störung der verbalen und nonverbalen Kommunikation;
C eingeengte, stereotype, sich wiederholende Interessen (Wing, 1981).

Das Asperger-Syndrom wurde schließlich 1992 in das Klassifikationssystem ICD-10 der Weltgesundheitsorganisation aufgenommen. Heute werden autistische Störungen zu den tiefgreifenden Entwicklungsstörungen gezählt, die mit Einschränkungen in allen Lebensbereichen einhergehen, da sie die betreffende Person in ihrem gesamten Kommunikations- und Interaktionsverhalten beeinträchtigen, oft mit einer Intelligenzminderung einhergehen und in der Regel einen ausgeprägten Behinderungsgrad aufweisen. Die Auswirkungen auch des Asperger-Syndroms können daher „auf vielfältige Weise die Beziehungen zur Umwelt, die Teilnahme am Leben in der Gemeinschaft und die Fähigkeit zur Eingliederung in die Gesellschaft behindern, da sowohl kognitive als auch sprachliche, motorische, emotionale und interaktionale Fertigkeiten betroffen sind" (Kumbier, 2005).

Ursachen

Trotz vielfältiger Forschungsbemühungen gibt es bis heute noch kein Erklärungsmodell, das vollständig und schlüssig die Entstehungsursachen der autistischen Störungen belegen könnte. Die genetische Komponente gilt mittlerweile als gesichert, bereits Hans Asperger (1944) fand heraus, dass nahezu alle der von ihm untersuchten Kinder mit einer „autistischen Psychopathie" mindestens einen Elternteil mit ähnlichen Persönlichkeitsmerkmalen hatten. Zahlreiche Familien- und Zwillingsstudien sowie neuerdings auch molekularbiologische Untersuchungen lieferten weitere Argumente für eine genetische Verursachung des Autismus (Rutter, 2000, 2005), indem sie eindeutig eine familiäre Häufung autistischer Störungen nachwiesen. Ein gesicherter Erbgang konnte bislang allerdings nicht nachgewiesen werden, es wird jedoch vermutet, dass mindestens drei bis zehn Gene, eher mehr, für die Symptomatik verantwortlich sind (Poustka, 2006). Weiterhin sprechen die vorliegenden Forschungsergebnisse für assoziierte körperliche Erkrankungen beim frühkindlichen Autismus, nicht jedoch beim Asperger-Syndrom. Überzufällig häufig bestehen beim Asperger-Syndrom hingegen komorbide psychopathologische Störungen, hierbei an erster Stelle insbesondere bei Jugendlichen und Erwachsenen depressive Verstimmungen, weiterhin Aufmerksamkeitsstörungen, Störungen der Motorik, Zwangssymptome, aggressives Verhalten sowie Schlafstörungen, außerdem neuropsychologische und kognitive Auffälligkeiten, Hirnschädigungen und Hirnfunktionsstörungen sowie biochemische Anomalien (Kißgen et al., 2005; Remschmidt u. Kamp-Becker, 2006).

Nachfolgend sollen nun drei neuropsychologische Modelle näher vorgestellt werden, da sie für das Verständnis autistischer Störungen als sehr wesentlich angesehen werden.

Neuropsychologische Theorien zum Verständnis autistischer Störungen

Die Neuropsychologie beschäftigt sich mit der Objektivierung der zerebralen Korrelate von Verhalten und Erleben. Alle menschlichen Verhaltens- und Erlebnisweisen lassen sich letztlich auf Vorgänge im Gehirn zurückführen. Durch modernste Untersuchungsverfahren können psychische und körperliche Funktionen wie Aufmerksamkeit, Gedächtnis, Denken, Sprache, Motorik etc. erfasst und zerebralen Strukturen zugeordnet werden. Unter den neuropsychologischen Modellen haben in den letzten Jahren vor allem die „Theory of Mind", die exekutiven Funktionen und die Theorie der schwachen zentralen Kohärenz zum besseren Verständnis zugrunde liegender gestörter Denkprozesse bei Menschen mit Autismus und damit zur Erklärung ihrer speziellen Auffälligkeiten und Schwierigkeiten beigetragen.

Der Begriff „Theory of Mind" (Baron-Cohen et al., 1985) meint die Fähigkeit, psychische Zustände sich selbst und anderen Menschen zuzuschreiben, also die eigenen Gedanken, Gefühle, Wünsche, Absichten und Vorstellungen und diejenigen anderer zu erkennen, zu verstehen, vorherzusagen und in die eigenen Planungen einzubeziehen, Fähigkeiten also, die Individuen dazu befähigen, erfolgreich an sozialen Interaktionen teilzunehmen. Menschen mit Autismus zeigen hier in der Regel doch deutliche Defizite. Bis heute ist noch nicht klar, ob es sich bei diesen Leistungsdefiziten lediglich um eine Entwicklungsverzögerung oder um eine Entwicklungsabweichung handelt, allerdings sprechen die Studienergebnisse eher für die letztere Hypothese (Bruning et al., 2005). Diese Schwierigkeiten in Bezug auf die Theory of Mind sind allerdings nicht spezifisch für autistische Störungen, sie kommen auch bei anderen Erkrankungen vor. Daher ist es schwierig, Verfahren zur Überprüfung der Theory-of-Mind-Fähigkeiten als wesentliche diagnostische Entscheidungshilfen für den Autismus zu verwenden. Zudem gelingt es autistischen Menschen mit einer zumindest annähernd durchschnittlichen intellektuellen Begabung mit zunehmendem Alter immer besser, kompensatorische Strategien zur Beantwortung von für die Theory of Mind relevanten Fragestellungen zu entwickeln, was jedoch nicht unbedingt für die Bewältigung der Herausforderungen des Alltags gilt. Sie legen in diesem Bereich also rationale Lösungsstrategien an den Tag, während nicht autistische Menschen ein intuitiv ausgerichtetes Vorgehen praktizieren (Kißgen et al., 2005).

In umfangreichen Studien mit Verfahren der funktionellen Bildgebung konnte ermittelt werden, dass Personen mit Autismus signifikant weniger Aktivierung in dem als „Amygdala" bezeichneten Bereich des Gehirns aufweisen, während sie Aufgaben zum mentalen Zustand einer anderen Person lösen sollen. Die Amygdala ist im Gyrus temporalis medialis lokalisiert und bekannt für die Beteiligung an der Verarbeitung emotionaler Prozesse. Weiterhin weisen autistische Menschen bei der Darbietung von Gesichtern eine erhöhte neuronale Aktivität im Bereich des Gyrus temporalis inferior auf, der eher bekannt ist für seine Funktion bei der Objekterkennung (Bruning et al., 2005). Aus der Vielzahl von neueren Studienergebnissen wird deutlich, dass auch das Asperger-Syndrom eine Störung mit einem zerebralen Korrelat ist, dass es im Bereich des Gesichtserkennungssystems funktionelle Abweichungen bei Menschen mit Autismus gibt und dass gleichzeitig die funktionelle Bildgebung zukünftig eine sehr vielversprechende Methode darstellen könnte, um das Wissen und das Verständnis von autistischen Störungen weiter zu verbessern.

Mit der Bezeichnung „exekutive Funktionen" (Ozonoff u. Jensen, 1999) beschreibt man die unterschiedlichen Vorgänge, die mit Planungsprozessen, vorausschauendem Denken und zielgerichtetem problemorientierten Handeln verbunden sind. Solche Planungsprozesse ermöglichen erst das zielgerechte Handeln und das konstruktive Lösen von Alltagsproblemen. In diesen Bereichen zeigen autistische Menschen Defizite, die sie in ihrem Alltag erheblich einschränken.

Auch für die exekutiven Funktionen gibt es ein zerebrales Substrat, das im Wesentlichen im frontalen System lokalisiert werden konnte.

Die Theorie der schwachen zentralen Kohärenz (Frith, 1989) besagt, dass Menschen mit autistischen Störungen in der Regel weniger den Kontext und die Zusammenhänge von Gegenständen und Objekten beachten, sondern ihre Wahrnehmung auf einzelne oder isolierte Details richten. Sie sind daher oft nur unzureichend in der Lage, Beziehungen und Zusammenhänge zu erkennen.

Ein zerebrales Korrelat für die zentrale Kohärenz konnte bislang nicht benannt werden.

Es lässt sich nun ein Modell der autistischen Störungen dahingehend konstruieren, dass das Zusammenspiel der in diesen drei theoretischen Konzepten ausgedrückten Funktionen bei autistischen Personen unzureichend ist. Während bei nicht autistischen Menschen also ein „gut integriertes" Gehirn vorliegt, kann man bei den Betroffenen daher von einem „Integrationsdefizit" zerebraler Funktionen sprechen, da die einzelnen psychischen Funktionen nur unzureichend aufeinander abgestimmt und koordiniert sind. Durch Übungsbehandlungen kann hier zwar durchaus eine Verbesserung, jedoch keine grundsätzliche Veränderung erreicht werden (Remschmidt u. Kamp-Becker, 2006).

Diagnosekriterien

Da das Asperger-Syndrom derzeit immer häufiger in der entsprechenden Fachliteratur, aber auch in anderen Medien thematisiert wird und dabei oftmals ein völlig falsches Bild von den Betroffenen entsteht, sollen hier die Diagnosekriterien dargestellt und die wichtigsten der bestehenden Auffälligkeiten beschrieben werden. In der Regel sind es ja die ausgeprägten und oftmals verblüffenden isolierten Fähigkeiten im Hinblick auf die Spezialinteressen, die die Aufmerksamkeit der Öffentlichkeit erregen, die jedoch nur bei einem geringen Prozentsatz der Menschen mit Asperger-Syndrom auch tatsächlich vorliegen. Autistische Personen mit Asperger-Syndrom sind aber nicht nur die „Kreativen" oder „Begabten", als die sie oft dargestellt werden. Sie leiden oft entsetzlich unter ihrer Situation, unter ihrer Andersartigkeit und Isolation: „Das ist ein Leben der großen Plagen" (Zöller, 1992, S. 132). Über die viel häufiger bestehenden Schwierigkeiten und Einschränkungen der Betroffenen wird nur selten berichtet. Die Behinderung beim Asperger-Syndrom ist zwar oft „unsichtbar. Das heißt aber nicht, dass die Schwierigkeiten unbedeutend sind" (Gerner). Sie müssen unbedingt in einer therapeutischen Maßnahme Beachtung finden, soll diese erfolgreich verlaufen. Auch die ebenfalls noch weit verbreitete Vorstellung vom „Kind unter der Glasglocke", das völlig ohne Kommunikation und Interaktion mit der Umgebung ganz in seiner eigenen Welt lebt, stimmt längst nicht mehr mit dem überein, was heute über den Autismus und seine vielfältigen Erscheinungsformen bekannt ist (Steindal, 1997).

Nachfolgend seien daher die diagnostischen Forschungskriterien des Asperger-Syndroms nach ICD-10 (10. Revision der Internationalen Klassifikation der Erkrankungen) der Weltgesundheitsorganisation (Dilling et al., englisch 1992, deutsch 1994) aufgeführt:

A Es fehlt eine klinisch bedeutsame allgemeine Verzögerung der gesprochenen oder rezeptiven Sprache oder der kognitiven Entwicklung. Die Diagnose verlangt, dass bis zum Alter von zwei Jahren oder früher einzelne Worte gesprochen werden können und dass spätestens bis zum Alter von drei Jahren kommunikative Redewendungen benutzt werden. Selbsthilfefertigkeiten, adaptives Verhalten und die Neugier an der Umgebung sollten um das dritte Lebensjahr herum auf einem mit der normalen intellektuellen Entwicklung übereinstimmenden Niveau liegen. Allerdings können Meilensteine der motorischen Entwicklung etwas verzögert sein, und die motorische Unbeholfenheit ist ein häufiges (aber kein notwendiges) diagnostisches Merkmal. Es bestehen häufig isolierte Spezialfertigkeiten, oft verbunden mit einer auffälligen Beschäftigung, aber sie sind für die Diagnose nicht erforderlich.

B Qualitative Auffälligkeiten in der wechselseitigen sozialen Interaktion zeigen sich in mindestens zwei der folgenden Merkmale:
   a Unvermögen, einen angemessenen Blickkontakt herzustellen und aufrechtzuerhalten, Mängel in Mimik und Körperhaltungen, Mängel in der Gestik zur Regulierung der sozialen Interaktion;
   b Unvermögen, trotz ausreichender Gelegenheiten altersgemäße Beziehungen zu Gleichaltrigen herzustellen, die das Teilen von Interessen, Aktivitäten und Emotionen betreffen;
   c Mangel an sozioemotionaler Gegenseitigkeit, die sich in einer unzulänglichen oder von der Norm abweichenden Reaktion auf die Emotionen anderer Menschen zeigt, oder der Mangel an Verhaltensmodulation gemäß dem sozialen Kontext oder eine geringe Integration der sozialen, emotionalen und kommunikativen Verhaltensweisen;
   d fehlender spontaner Wunsch, mit anderen Menschen Vergnügen, Interessen und Errungenschaften zu teilen, z. B. mangelndes Interesse, anderen Menschen Gegenstände, die dem Betroffenen wichtig sind, zu bringen oder darauf hinzuweisen.

C Der Betroffene legt ein ungewöhnlich starkes, sehr spezielles Interesse oder begrenzte, repetitive und stereotype Verhaltensmuster, Interessen und Aktivitäten an den Tag, die sich in mindestens einem der folgenden Bereiche manifestieren:

a einer konzentrierten Beschäftigung mit stereotypen und begrenzten Interessensmustern, die in Inhalt oder Gebiet abnorm sind, oder einem oder mehreren Interessen, die in ihrer Intensität und ihrer speziellen Natur, aber nicht in Inhalt oder Gebiet begrenzt sind;

b offenkundige zwanghafte Befolgung spezifischer, nonfunktionaler Routinen oder Rituale;

c stereotype und repetitive motorische Manierismen, die entweder das Flattern oder Drehen mit Händen oder Fingern oder komplexe Ganzkörperbewegungen mit einschließen;

d Beschäftigungen mit Teil-Objekten oder nonfunktionalen Elementen oder Spielmaterialien (wie den dazugehörigen Farben, dem Gefühl, das die Oberfläche vermittelt, oder dem Geräusch bzw. der Vibration, das bzw. die sie hervorrufen).

D Die Störung ist nicht einer anderen tiefgreifenden Entwicklungsstörung zuzuordnen, wie einer Schizophrenia simplex, einer schizotypen Störung, einer zwanghaften Persönlichkeitsstörung oder einer Zwangsstörung, einer reaktiven Bindungsstörung des Kindesalters oder einer Bindungsstörung mit Enthemmung.

Die Kriterien B und C sollen im folgenden Abschnitt noch genauer erläutert werden (modifiziert nach Wikipedia – Die freie Enzyklopädie):

Soziale Interaktion

Das wohl schwerwiegendste Problem für Menschen mit Asperger-Syndrom ist das beeinträchtigte soziale Interaktionsverhalten. Betroffen ist zum einen die Fähigkeit, zwanglose oder auch engere Beziehungen zu anderen Menschen herzustellen, und zum anderen die nonverbale Kommunikation.

Kindern und Jugendlichen fehlt in der Regel der Wunsch, Beziehungen zu Gleichaltrigen herzustellen. Dieser Wunsch entsteht oft erst in der Adoleszenz, meist fehlt dann aber die Fähigkeit dazu.

Die Beeinträchtigungen im Bereich der nonverbalen Kommunikation betreffen sowohl das Verstehen nonverbaler Botschaften anderer Personen als auch das Aussenden eigener nonverbaler Signale.

Menschen mit Asperger-Syndrom zeigen nach außen hin in der Regel keine offensichtlichen Anzeichen einer Behinderung. So können selbst Leute, die sich ansonsten durch Toleranz gegenüber ihren behinderten Mitmenschen auszeichnen, die Schwierigkeiten von Menschen mit Asperger-Syndrom als bewusste Provokation empfinden. Wenn etwa eine betroffene Person auf eine an sie gerichtete Frage nur mit Schweigen reagiert, wird dies oft als Sturheit und Unhöflichkeit gedeutet.

Im Alltag macht sich die schwierige soziale Interaktion auf vielfältige Weise bemerkbar. Menschen mit Asperger-Syndrom können oft nur schlecht Augenkontakt mit anderen aufnehmen oder halten. Sie vermeiden Körperkontakt wie etwa das Händeschütteln. Sie sind unsicher, wenn es darum geht, Gespräche mit anderen zu führen, besonders dann, wenn es sich um eher belanglose Gespräche (Smalltalk) handelt. Soziale Regeln, die andere intuitiv beherrschen, verstehen Menschen mit Asperger-Syndrom oft zunächst nicht, sondern müssen sie sich erst mühsam aneignen. Auch das Telefonieren kann Probleme bereiten. Menschen mit Asperger-Syndrom können sich oft nur schlecht in andere hineinversetzen und deren Stimmungen oder Gefühle nicht an äußeren Anzeichen ablesen. Überhaupt können sie nur schwer zwischen den Zeilen lesen und nicht wörtliche Bedeutungen von Ausdrücken oder Redewendungen verstehen. Sie ecken an, weil sie die für andere Personen offensichtlichen nonverbalen Signale nicht verstehen. Da es ihnen meist schwerfällt, Gefühle auszudrücken, passiert es oft, dass ihre Mitmenschen dies als mangelndes persönliches Interesse missdeuten. Auch können Menschen mit Asperger-Syndrom leicht in gefährliche Situationen geraten, da sie äußere Anzeichen, die auf eine bevorstehende Gefahr hindeuten, oft nicht richtig deuten können und sich außerdem aufgrund ihrer Naivität häufig unbewusst in Gefahrensituationen bringen.

Stereotype Verhaltensmuster und Sonderinteressen

Menschen mit Asperger-Syndrom zeigen repetitive und stereotype Verhaltensmuster in ihrer Lebensgestaltung und in ihren Interessen. Ihr Leben ist oft durch ausgeprägte Routinen bestimmt. Werden sie darin gestört, kann dies sie erheblich beeinträchtigen. In ihren Interessen sind die Betroffenen teilweise auf ein Gebiet beschränkt, auf dem sie ein enormes Fachwissen haben können. Ungewöhnlich ist das Ausmaß, mit dem sie sich ihrem Interessengebiet widmen; für andere Gebiete als das eigene sind sie meist nur schwer zu begeistern. Da Menschen mit Asperger-Syndrom meist gut logisch denken können, liegen ihre Interessengebiete oft im mathematisch-naturwissenschaftlichen Bereich, aber auch jede andere Ausrichtung ist möglich.

Diagnostik

Die Diagnosestellung erfolgt aufgrund der Vorgeschichte, der gezielten Exploration mit diagnostischen Interviews und weiteren standardisierten schriftlichen und mündlichen Befragungen sowie der Verhaltensbeobachtung des Betroffenen, ergänzt durch die psychologische Untersuchung mit spezieller testpsychologischer Diagnostik. Außerdem sollten zumindest initial laborchemische Untersuchungen durchgeführt, ein Elektroenzephalogramm (EEG) abgeleitet und eine bildgebende Untersuchung (CT, MRT, PET) veranlasst werden. Fakultativ können sich weiterführende experimentelle Untersuchungen anschließen. Mittlerweile sollte eine zuverlässige Diagnostik insbesondere des frühkindlichen Autismus bereits in frühester Kindheit möglich sein.

Kinder mit Asperger-Syndrom werden dagegen in der Regel erst später diagnostiziert, wenn ihre sozialen und interaktiven Auffälligkeiten deutlicher werden (McConachie et al., 2005). Eine gute Darstellung der möglichen Frühsymptome sowie der verschiedenen Untersuchungsinstrumente zur Diagnosestellung findet sich in der Publikation „Autistische Störungen" (Poustka et al., 2004) sowie in der Übersichtsarbeit von Bölte und Poustka (2005). Speziell für autistische Störungen auf hohem Funktionsniveau und das Asperger-Syndrom stehen dabei jedoch nur sehr wenige Verfahren zur Verfügung (Kamp-Becker et al., 2005).

Differentialdiagnostisch abzugrenzen sind die Schizophrenie, die schizoide Persönlichkeitsstörung, die Zwangsstörung, das Gilles-de-la-Tourette-Syndrom und die nonverbale Lernstörung. Schwierig ist dabei insbesondere die Differenzierung zwischen Asperger-Syndrom und schizoider Störung, denn nach der ICD-10 schließt die Diagnose einer schizoiden Persönlichkeitsstörung das Asperger-Syndrom aus, andererseits jedoch schließt das Asperger-Syndrom eine schizoide Persönlichkeitsstörung des Kindesalters ein. Hier besteht sicher noch Klärungs- und Forschungsbedarf. Im Hinblick auf Zwangsstörungen ist anzumerken, dass einige Patienten mit Asperger-Syndrom die Kriterien für eine Zwangserkrankung oder eine zwanghafte Persönlichkeitsstörung erfüllen. In den meisten Fällen einer Zwangsstörung ist jedoch eine zuverlässige Abgrenzung möglich, bei der zwanghaften Persönlichkeitsstörung dagegen ist dies oft deutlich schwieriger (Remschmidt, 2000b). Schwierig ist auch die Abgrenzung des Asperger-Syndroms vom sogenannten „High-functioning Autismus" (Autismus auf hohem Funktionsniveau). Hierunter versteht man die Behinderung von Menschen, die die charakteristischen Symptome des frühkindlichen Autismus aufweisen, zugleich jedoch über eine gute intelligente Begabung verfügen. Noch nicht endgültig geklärt ist in diesem Zusammenhang die Frage, ob das Asperger-Syndrom überhaupt als eigene Erkrankung vom frühkindlichen Autismus eindeutig abzugrenzen ist oder ob es sich hierbei lediglich um eine weniger schwere Ausprägung desselben handelt. Daher wird die Beschreibung der Störung im Klassifikationssystem der WHO mit der Feststellung eingeleitet, dass dies eine Störung „mit unsicherer nosologischer Prägnanz" sei. Aktuelle Forschungsprojekte werden zukünftig auf diese und weitere drängende Fragen hoffentlich Antworten geben können.

Für die klinische Praxis empfiehlt es sich, sich mit der Diagnose des Asperger-Syndroms vertraut zu machen. Oft erfolgt die Diagnosestellung dabei erst spät, da man den Betroffenen die Probleme häufig nicht sofort anmerkt und sie erst „auf den zweiten Blick" auffällig sind. Dann „wirken sie auf ihre Umwelt unter Umständen seltsam, verschroben, umständlich, ängstlich, schüchtern, unfreundlich, unkollegial, egoistisch, unhöflich, unnahbar, undankbar, faul oder lustlos" (Gerner). Ihr auffälliges Sozialverhalten wird verschiedensten Ursachen, insbesondere „ungenügenden Charaktereigenschaften" zugeschrieben. So müssen Menschen mit Asperger-Syndrom oft unter Ausgrenzung oder Mobbing leiden, manchmal werden sie als „gestört" oder „verrückt" bezeichnet. Eine frühzeitige und korrekte Diagnose kann den Betroffenen daher erhebliches Leid ersparen und auch eine suffiziente Therapie in vielen Fällen erst ermöglichen. Viele Menschen mit Asperger-Syndrom benötigen dabei nur relativ wenig Hilfe, aber es muss die richtige Art von Hilfe sein.

Verlauf

Das Asperger-Syndrom ist eine Störung, die über die Adoleszenz hinaus persistiert, allerdings konnte in einigen Studien gezeigt werden, dass die Symptomatik im Erwachsenenalter geringer ausfällt. Die Prognose ist dabei abhängig von den kognitiven Fähigkeiten des Betroffenen, vom Schweregrad der Symptomatik, von eventuellen komorbiden psychiatrischen Erkrankungen und vom Grad der Unterstützung durch Therapeuten, Familie, soziale Einrichtungen oder am Arbeitsplatz. Im optimalen Fall ist durchaus ein selbstständiges, altersentsprechendes Leben des Betroffenen möglich.

In der Regel jedoch findet man auch bei erwachsenen Menschen mit Asperger-Syndrom deutliche Auffälligkeiten (Remschmidt u. Kamp-Becker, 2006):

Es bestehen Schwierigkeiten im Kontakt mit anderen Menschen; so fällt es dem Betroffenen nach wie vor schwer, Freundschaften zu schließen oder befriedigende sexuelle Kontakte herzustellen. Dies ist auch der Bereich, in dem den Studien zufolge die wenigsten Verbesserungen erreicht werden konnten. Es erscheint auch vor diesem Hintergrund besonders wichtig, dem Thema Freundschaften und Beziehungen einen großen Stellenwert in der Therapie beizumessen. Weitere Auffälligkeiten von erwachsenen Menschen mit Asperger-Syndrom betreffen die äußere Erscheinung. Die Betroffenen scheinen „nicht mit der Mode zu gehen", sie kleiden sich ungewöhnlich oder wirken ungepflegt. Sie erscheinen oft seltsam, bizarr oder egozentrisch (was nicht gleichzusetzen ist mit egoistisch!), zwanghaft oder rigide, sind beschäftigt mit Routinen, Ritualen oder Regeln. Ihren Sonderinteressen widmen sie nach wie vor einen breiten Raum. Es bestehen weiterhin Auffälligkeiten im sprachlichen Ausdruck (z. B. pedantische Sprache, monotone Intonation, unangemessene Lautstärke, wortwörtliches Sprachverständnis mit Schwierigkeiten bei Redewendungen oder Sprichwörtern) sowie in der nonverbalen Kommunikation. Vielen Betroffenen fällt es schwer, die Konsequenzen des eigenen Handelns oder des Gesagten vorherzusehen und zu verstehen. Sie zeigen in der Regel sehr uneinheitliche Fähigkeiten: So bestehen in einigen Bereichen ausgeprägte Detailkenntnisse, auf anderen Gebieten dagegen mangelt es sogar an Grundkenntnissen. Menschen mit Asperger-Syndrom können daher auch im Erwachsenenalter für ihre Umgebung nur schwer einzuschätzen sein und dieser doch einige Rätsel aufgeben.

Allgemeiner Teil

Die psychotherapeutische Behandlung

Die therapeutische Beziehung

Die therapeutische Beziehung soll wie bei der Behandlung anderer Patienten auch geprägt sein von Wärme, Akzeptanz und Wertschätzung. Auch der Mensch mit Autismus wird sehr schnell einschätzen können, ob man es gut mit ihm meint, ob man ihn respektiert oder nur als „lästiges Übel" ansieht. Wie bei anderen zwischenmenschlichen Beziehungen ist auch bei einer psychotherapeutischen Behandlung von autistischen Menschen der erste Moment der Begegnung von großer Bedeutung für den weiteren Verlauf. Er kann sowohl beim Patienten als auch beim Therapeuten über Sympathie oder Antipathie entscheiden und somit eine erfolgreiche Behandlung erleichtern oder auch nahezu unmöglich machen. Daher sollte der Gestaltung des Erstkontaktes doch einige Aufmerksamkeit gewidmet werden. Entsprechend dieser Bedeutung wird der Behandlungsbeginn hier in einem eigenen Kapitel besprochen.

Die Forderung, dem Patienten Respekt und Akzeptanz entgegenzubringen, bedeutet jedoch keineswegs, respektloses und grenzüberschreitendes Verhalten des Betroffenen stillschweigend zu tolerieren und auszuhalten. Auch dem autistischen Menschen darf trotz seiner Behinderung kein Freibrief eingeräumt werden für ein Verhalten, dass bei anderen Patienten niemals toleriert würde. Es ist ihm in solchen Fällen freundlich, aber entschieden zu vermitteln, was genau an seinem Verhalten nicht in Ordnung ist und wie dies verändert werden müsste, um akzeptiert werden zu können. Auch im Hinblick auf Beziehungen außerhalb der Therapie wird der Mensch mit Autismus für wohlwollende Hinweise diesbezüglich dankbar sein.

Ein wichtiges Therapieziel besteht daher darin, dass er lernt, durch ein „Beziehungsangebot von hoher Qualität, Verlässlichkeit und Vorhersehbarkeit" (Feuser, 2001) in einer geschützten, für ihn übersichtlichen und angenehmen Atmosphäre eine Beziehung aufzubauen und ein Gespür für den Umgang mit anderen Menschen zu entwickeln. Die Entwicklung eines Vertrauensverhältnisses zwischen dem Betroffenen und dem Therapeuten mit wechselseitiger Akzeptanz und der Bereitschaft zur vertrauensvollen Zusammenarbeit ist eine wichtige Voraussetzung für eine effektive therapeutische Förderung.

Frau S. ist für mich vielleicht so etwas wie eine Brücke ins Leben draußen in der Welt. Bevor ich mit ihr zu arbeiten begann, war ich sehr viel stärker zurückgezogen, weil ich gar nicht wusste, wie ich mich in verschiedenen schwierigen Situationen verhalten sollte. Es hilft mir immer wieder sehr, solche Dinge mit ihr zu besprechen. Ich glaube, es ist sehr wichtig für mich, die für mich sichere und überschaubare therapeutische Beziehung als „Übungsfeld" für reale Beziehungen nutzen zu können. Und es hilft mir, dass ich mit meiner Therapeutin auch über unangenehme und schwierige Themen sprechen kann.

Die Betonung der Beziehungsdimension ist gerade in der Arbeit mit autistischen Menschen von Bedeutung, weil der Aufbau und die Gestaltung von Beziehungs- und Kommunikationsstrukturen im Zentrum ihrer Schwierigkeiten stehen. Die Beziehung zu seinem Therapeuten ist dabei für den Menschen mit Autismus nicht immer ganz einfach. Häufig besitzt er nur wenige sonstige zwischenmenschliche Beziehungen, daher erhält der Therapeut oft einen besonderen Stellenwert. Falls er dem anderen Geschlecht angehört, könnte durchaus auch ein Wunsch nach körperlicher Nähe oder einer Partnerschaft möglich sein. Dies sollte von Seiten des Therapeuten bedacht werden. Es wird möglicherweise nötig sein, den Patienten immer wieder einmal darauf hinzuweisen, dass eine therapeutische Beziehung, so eng und persönlich sie im Laufe der Zeit auch werden mag, niemals ein Ersatz für befriedigende zwischenmenschliche Beziehungen im realen Leben sein kann.

Immer wieder ist es schwierig für mich, dass ich meine Therapeutin nun schon so lange kenne (oder besser gesagt: dass sie mich schon so lange kennt) und doch immer noch kaum etwas über sie als Person erfahren habe. Das macht mir ziemlich zu schaffen. Es ist keine richtige Beziehung, da sie völlig einseitig ist, und natürlich weiß ich, dass das nicht anders sein kann. Dennoch ist es manchmal nicht leicht für mich, denn auch wenn ich um die therapeutische Distanz weiß, ist es doch so, dass ich mir immer wieder einmal wünschte, Frau S. und ich könnten Freundinnen werden. Ich schäme mich für diese Gedanken, weil ich ja weiß, dass das nicht geht. Frau S. meint, der Grund für diese meine Überlegungen sei, dass ich mich jetzt deutlich mehr für meine Umgebung interessiere als früher. Das stimmt wahrscheinlich.

Ich schreibe meiner Therapeutin immer eine Karte aus meinem Urlaub, zu Weihnachten und zu ihrem Geburtstag, den ich nach längerer Zeit nun endlich durch einen Zufall herausgefunden habe, was mich sehr gefreut hat. Oft denke ich an sie, und ich habe Angst, wenn ich im Vorfeld ihres Urlaubs nicht weiß, wohin genau sie unterwegs ist, gerade in dieser Zeit, wo in den Nachrichten immer wieder von Terroranschlägen oder sonstigen Bedrohungen berichtet wird. Im vergangenen Jahr hatte sie mich daraufhin gefragt, ob es mir helfen könnte, wenn sie mir eine Postkarte schriebe. Ich war sehr überrascht über dieses Angebot und habe mich sehr darüber gefreut. Sie hat mir auch erzählt, wohin sie fahren würde. Das half mir sehr, ich musste dann wenigstens in dieser Hinsicht keine Angst mehr haben. Und ich war sehr aufgeregt, weil ich zum ersten Mal eine Karte von ihr bekommen würde, was dann doch gar nicht so leicht für mich gewesen war.

Über viele Monate hinweg wollte ich Frau S. auch einmal privat treffen, sie zu mir nach Hause einladen oder mit ihr einen Kaffee trinken gehen. Vor einiger Zeit war es dann endlich so weit. Die Möglichkeit hierzu ergab sich im Rahmen meines Vortrags beim Regionalverband Autismus Nordbaden-Pfalz in Heidelberg, zu dem ich sie eingeladen hatte, und da sie an diesem Abend Zeit hatte, kam sie tatsächlich, was mich sehr freute. Danach lud sie mich ein, mit ihr noch in ein Restaurant zu gehen, sie habe das schon lange mit mir tun wollen, und nun sei die Gelegenheit dazu vorhanden. Heute noch werde ich aufgeregt, wenn ich an diesen Abend zurückdenke, weil es so schön und so ungewohnt war. Ich weiß nicht, wann ich zuletzt mit jemandem ausgegangen bin, auf jeden Fall liegt es Jahre zurück. Und es war vor allem auch deshalb so schön, weil Frau S. sehr lieb zu mir war und sich sehr um mein Wohlergehen gesorgt hatte. Ich kenne sie ja nur als eine sehr liebe Frau, aber privat scheint sie noch netter zu sein, und das hatte mich sehr gefreut. Wir haben einen sehr schönen Abend miteinander verbracht. Aber zugleich war es so, dass ich irgendwie überwältigt war, es war alles so ungeplant und so plötzlich, und das war gar nicht leicht für mich. Frau S. hatte vorher eine Zigarette geraucht, und insgeheim hatte ich sie darum beneidet, dass sie auf diese Weise eine gewisse Möglichkeit hatte, etwas gegen die Aufregung zu unternehmen, die sicher auch bei ihr vorhanden war, denn ich denke nicht, dass sie oft solche Aktionen mit ihren Patienten macht.

Ich hatte mir ja schon sehr oft Gedanken darüber gemacht, wie es wohl werden würde, wenn wir uns einmal privat träfen. Ich hatte mir gedacht, wir sollten uns am besten direkt vor Ort verabreden, weil ich mir nicht vorstellen konnte, in einem Auto mit Frau S. zu sitzen. Außerdem hatte ich mir überlegt, dass ich nichts Privates ansprechen dürfte, um sie nicht in Verlegenheit zu bringen. Nach einiger Überlegung war ich zu dem Schluss gekommen, dass vielleicht Reiseziele ein ganz gutes Gesprächsthema für ein solches Treffen sein könnten. Vor allem aber hatte ich gedacht, wir würden zuvor alles genau besprechen, unter anderem also klären, wie lange wir bleiben und wann wir wieder aufbrechen wollten.

Aber ich hatte die Rechnung offensichtlich ohne Frau S. gemacht. Sie hat sämtliche meiner Planungen über den Haufen geworfen. Sie hat gleich mit privaten Dingen losgelegt und mich in ihr Auto eingeladen, um mit mir ein nettes Restaurant zu suchen. Das hat mich ziemlich irritiert, weil ich es so nicht vorgesehen hatte, aber ich glaube, es hat mir am Ende doch geholfen, in diesem privaten Kontakt ein bisschen lockerer zu werden, vielleicht nach dem Motto „Jetzt ist ja sowieso alles egal". Vor lauter Aufregung hatte ich beim ersten Schluck meine Cola light fast über mich geschüttet. Frau S. war gerade ebenfalls mit ihren Getränken beschäftigt, ich glaube daher, sie hat es nicht gemerkt.

Auch Frau S. scheint der Abend zumindest einigermaßen gefallen zu haben, was mich sehr gefreut hat. Sie fand das Treffen „unverkrampft", wie sie mir danach sagte, und darin waren wir uns einig.

Der autistische Mensch ist sich meist darüber im Klaren, was er an seinem Therapeuten hat. Auch wenn er dies häufig nicht zeigen kann, wird er dankbar sein für die Zuwendung und für die Hilfe, die ihm zuteil wird.

Ich weiß natürlich, dass ich ohne die Hilfe meiner Therapeutin vieles nicht hätte erreichen können. Ich verdanke ihr sehr viel. Ich habe mein Studium und meine Facharztweiterbildung erfolgreich abschließen können. Ich habe gelernt, das, was mich beschäftigt, zumindest auf schriftlichem Weg einigermaßen auszudrücken. Ohne die Therapie wäre ich heute wohl kaum in der Lage, in meinem Beruf zu arbeiten, und hätte keinen Zugang zu zwischenmenschlichen Kontakten, die diese Bezeichnung auch verdienten. Vermutlich hätte ich keine Ahnung davon, was es tatsächlich bedeutet, als junger Mensch zu leben.

Für viele autistische Menschen ist es nicht vorstellbar, einen langjährigen Kontakt zu ihrem Therapeuten halten zu können, meist deshalb, weil sie eine solche Erfahrung noch nie zuvor machen durften:

Ich hätte nie gedacht, dass es mir möglich sein könnte, Woche für Woche dieselbe Person zu treffen und mich während einer so langen Zeit immer wieder auf die Begegnung mit ihr zu freuen. Das erschien mir zuvor völlig unmöglich, und ich hatte es nie zuvor auch nur annähernd so erlebt. Ich bin immer nur widerwillig oder bestenfalls gleichgültig zu meinen Terminen gegangen, nie war es so, dass ich mich jedes Mal darauf gefreut hätte und dass ich auch von meinem Gegenüber vermittelt bekommen hätte, dass meine Anwesenheit erwünscht sein würde. Es ist daher auch nach all diesen Jahren noch immer ein besonderer Termin für mich, was vielleicht auch meine noch immer bestehende Aufregung erklärt.

Auch für den Therapeuten ist die Beziehung zu seinem autistischen Patienten sicher nicht immer einfach. So wird sich wahrscheinlich immer wieder einmal Ärger über die zahlreichen festgefahrenen Verhaltensweisen des Betroffenen sowie Ungeduld einstellen, da sich manches angepeilte Ziel als unrealistisch herausstellen wird und sich manchmal auch über längere Zeit hinweg nur sehr geringe Fortschritte werden erzielen lassen. Gleichzeitig wird aber oftmals von Seiten des Patienten selbst oder seiner Angehörigen eine sehr große Erwartungshaltung nach einer raschen und deutlichen Verbesserung insbesondere des unerwünschten Verhaltens und der subjektiv als am meisten belastend empfundenen Beschwerdesymptomatik bestehen. Der Therapeut steht damit immer wieder unter erheblichem Erfolgsdruck. Ein langatmiger und zunächst scheinbar nur wenig erfolgreicher Verlauf wird ihn frustrieren und möglicherweise an seinen Fähigkeiten zweifeln lassen. Die scheinbare Hilflosigkeit kann dann kaum auszuhalten sein. Es kann in solchen Zeiten sehr schwierig sein, sowohl den Patienten als auch sich selbst immer wieder zu einer weiteren gemeinsamen Arbeit zu motivieren. Wichtig erscheint daher auch die Hilfestellung für den Therapeuten in Form von Team- und Fallbesprechungen sowie regelmäßiger Supervision bzw. Intervision.

Frau S. sagte mir erst kürzlich, dass sie insbesondere in der Anfangsphase der Therapie gar nicht so recht gewusst habe, ob sie mir helfen könne. Diese Äußerung hat mich doch ziemlich verwundert, weil ich sie stets als äußerst kompetent erlebt und nicht gespürt habe, dass sie anscheinend unzufrieden war mit dem Verlauf. Es tut mir leid, dass ich es ihr offensichtlich so schwer gemacht habe, und ich bin sehr froh über ihre Ausdauer. Ich bin mir sicher, es hat sich gelohnt, dass sie durchgehalten hat, und ich hoffe sehr, dass es einigermaßen erträglich für sie war.

Insbesondere in der Anfangsphase der Behandlung kann bei dem Therapeuten außerdem das Gefühl aufkommen, von seinem Gegenüber mit Autismus gar nicht als Mensch mit Bedürfnissen wahrgenommen, sondern nahezu ignoriert und übergangen zu werden, wenn der Betroffene sich beispielsweise nicht an vorherige Absprachen hält oder wichtige, im Vorfeld zu klärende Aktivitäten zunächst allein, ohne Rücksprache und vielleicht sogar ohne das Wissen des Therapeuten plant und durchführt. In solchen Fällen ist unbedingt zu bedenken, dass hinter solchen Verhaltensweisen meist kein böser Wille steckt, sondern dass der Mensch mit Autismus häufig nicht über kompetentere Möglichkeiten der Interaktion verfügt und in der Regel auch keine Einsicht in die Auswirkungen haben wird, die diese auf sein Gegenüber haben könnten. Will man hier zukünftig eine Verbesserung erreichen, müssen solche Situationen unbedingt zeitnah mit dem Betroffenen besprochen werden, und es muss ihm hierbei vermittelt werden, welche Reaktionen sein Verhalten bei anderen Menschen hervorrufen kann und welche Möglichkeiten es gäbe, dies zu verbessern.

Bei einer langjährigen Zusammenarbeit wird es nach einiger Zeit außerdem für den Therapeuten notwendig sein, nach und nach auch als Person präsenter zu werden und dem Menschen mit Autismus eventuell auch solche Einzelheiten aus dem Privatleben zu erzählen, die man anderen Patienten selbstverständlich vorenthält. Manchmal wird es nicht ganz einfach sein, hier eine für beide Seiten sinnvolle Grenze zu ziehen.

Ich habe in diesen Jahren der Zusammenarbeit sehr viel von meiner Therapeutin gelernt, nicht nur durch die therapeutische Arbeit als solche, sondern vor allem auch von ihr als Mensch, als mein Gegenüber. Das war mir aber nur deshalb möglich, weil sie nach einiger Zeit begonnen hatte, mir auch einiges aus ihrem Alltag und vor allem von ihrem eigenen Erleben zu berichten. Ich glaube, dies war sehr wichtig für mich, gerade auch deswegen, weil ich ja nur über sehr wenige Kontakte verfüge und deshalb nur sehr wenig über das Leben von anderen Menschen weiß. So ist es mir gelungen, von meiner Therapeutin einiges über das Verhalten und die Erlebniswelt von jungen Leuten zu lernen, die im Berufsleben stehen, die Kinder haben etc. Ich kann viele Dinge, die mir in dieser Hinsicht nicht klar sind, mit ihr besprechen, auch solche, die nicht unbedingt mit der Therapie zu tun haben. Diese Möglichkeit ist sehr wertvoll für mich.

27

In diesen Zeilen wird also deutlich, dass sich der Therapeut darüber im Klaren sein muss, dass sein eigenes Verhalten dem autistischen Menschen in vielen Fällen als Vorbild dienen wird, da dieser trotz seiner scheinbaren Abkapselung vieles durch die direkte Beobachtung seines Gegenübers lernt. Hieraus ergibt sich natürlich eine gewisse Verantwortung des Therapeuten gegenüber seinem Patienten, aber auch eine große Chance.

Es bleibt zu hoffen, dass sich eines Tages trotz Zeiten scheinbarer Stagnation und trotz immer wieder erlebter vermeintlicher Rückschritte in der Behandlung auch die folgende Erkenntnis beim Therapeuten einstellen wird: Eine psychotherapeutische Behandlung und Beratung von Menschen mit Autismus bedeutet für den Therapeuten und jeden, der sich im Rahmen seiner Tätigkeit darauf einlässt, nicht nur anstrengende therapeutische Arbeit, sie kann auch trotz aller Mühe und Schwierigkeiten persönlich bereichernd sein. Sie kann sowohl dem Therapeuten als auch dem Betroffenen Spaß machen und beglückende Gefühle auslösen, aber auch Angst und Depressionen. Es wird spannend sein, sich immer wieder neu auf die gemeinsame Arbeit mit dem autistischen Menschen einzulassen.

Rahmenbedingungen und Therapiebeginn

Nur selten wird sich der Betroffene selbst um eine Behandlung bemühen können, der therapeutische Erstkontakt wird vielmehr in der Regel durch die Vermittlung oder zumindest auf den Vorschlag Dritter hin zustande kommen. Der Behandler wird dann beim Kennenlernen meist einem sehr aufgeregten Menschen gegenübersitzen, dessen Verhalten er zunächst vielleicht nicht richtig einzuschätzen weiß. Die Motivation zur Behandlung und die Akzeptanz seines Gegenübers wird der Betroffene zumindest anfangs nicht wirklich deutlich machen können. Daher sind die üblicherweise vorgesehenen fünf Probesitzungen bei der psychotherapeutischen Behandlung von autistischen Menschen möglicherweise nicht aussagekräftig genug für eine Entscheidung bezüglich des weiteren Vorgehens und der diagnostischen, prognostischen und therapeutischen Aussagen, und dies gilt nicht nur für den Therapeuten. Auch der Betroffene selbst wird einige Zeit brauchen, bis er sich von der Umgebung lösen und sich der eigentlichen Behandlung zuwenden kann (s. Kapitel „Praxisräume"), bis sich seine Aufregung zumindest ein Stück weit gelegt und er zu seinem Therapeuten Vertrauen gefasst hat und beginnen kann, sich diesem gegenüber zu öffnen.

Es empfiehlt sich daher insbesondere anfangs ein recht aktives Vorgehen des Therapeuten, um trotz der Aufregung und der oft eingeschränkten verbalen Ausdrucksfähigkeit des Menschen mit Autismus die für die Behandlung notwendigen Informationen erhalten zu können. Der Kontakt muss entsprechend strukturiert erfolgen, interpersonelle Aspekte werden vor allem zu Therapiebeginn nur eine unwesentliche Rolle spielen können. Sinnvoll wird es sein, zunächst mit der aktuellen Beschwerdesymptomatik zu beginnen bzw. mit den Umständen, die zu dem therapeutischen Kontakt geführt haben. Die gegenwärtig bestehende Symptomatik kann in der Regel zumindest einigermaßen gut beschrieben werden und daher einen Einstieg ermöglichen. Anschließend wird man sich auf die aktuelle Situation in den verschiedenen Lebensbereichen (ggf. Schule bzw. Beruf, Wohnen, Beziehungen, Interessen, Gesundheit etc.) konzentrieren und dabei auch explorieren, wie zufrieden oder unzufrieden der Betroffene mit sich und seinem Leben ist und was er daran ändern möchte oder seiner Meinung nach ändern sollte. Der Therapeut sollte von Anfang an Wert auf ein konkretes und um Lösung bemühtes Vorgehen legen sowie auf ein ruhiges, einfühlsames und wertschätzendes Verhalten dem Menschen mit Autismus gegenüber, geprägt von Anerkennung und Verstärkung.

Wie bei jeder anderen Therapie sollten auch bei der Arbeit mit autistischen Menschen die Rahmenbedingungen zu Behandlungsbeginn abgesteckt werden. Das ist für den Betroffenen mit dieser Behinderung sogar außerordentlich wichtig, hat er doch immer wieder das Bedürfnis nach Struktur, verbindlicher Planung und festen Regeln und wünscht sich Information und Aufklärung darüber, was genau ihn erwarten wird.

Es ist also zu vereinbaren, wie oft die Therapiesitzungen stattfinden, wie lange sie dauern und wie in etwa sie ablaufen werden, wie die Finanzierung aussehen wird, ob für beide Seiten, also sowohl für den Therapeuten als auch den Patienten, Probesitzungen vorgesehen sind und, falls ja, wie man sich nach Ablauf derselben über einen eventuellen Fortgang der Behandlung verständigen wird. Selbstverständlich wird es bei jedem Therapeuten immer wieder einmal einen Patienten geben, den er durchweg ablehnt und mit dem er sich eine gemeinsame Arbeit nicht vorstellen kann. Dann jedoch sollte hieraus auch die Konsequenz gezogen und der Patient an einen anderen, geeigneter erscheinenden Behandler vermittelt werden. Dies wird sowohl ihm selbst als auch dem Therapeuten einige Frustration ersparen. Bei den Überlegungen bezüglich Sympathie und Antipathie darf man jedoch nicht vergessen, dass hierüber in der Regel ja bereits beim ersten Kontakt entschieden wird, und sei er auch noch so kurz. Der Mensch mit Autismus wird hierbei jedoch meist nicht den besten Eindruck hinterlassen und aufgrund seiner Behinderung in diesem Punkt daher deutlich benachteiligt sein. Er sollte also nicht vorschnell verurteilt und abgelehnt werden. Weiterhin ist zu Beginn der Behandlung die Frage nach der Indikation zu stellen, also die Frage, ob die psychotherapeutische Behandlung bei dem jeweiligen Menschen mit Asperger-Syndrom sinnvoll und möglich ist. Andrea Grothues kommt zu dem Schluss, dass die Betroffenen in der Regel „die wesentlichen Voraussetzungen erfüllen, (dass sie) also zum einen sprachliche Fähigkeiten auf einem hohen expressiven und rezeptiven Niveau und zum anderen die Fähigkeit zur Selbstexploration und eine oft erstaunliche Offenheit besitzen" (Grothues, 1999, S. 67).

Falls dies möglich ist, sollte für die Behandlung des autistischen Patienten immer derselbe Wochentag, noch besser auch immer dieselbe Uhrzeit reserviert werden. Dies kommt seinem Bedürfnis nach festen Rahmenbedingungen, nach Sicherheit und Verlässlichkeit sehr entgegen und wird ihm ein regelmäßiges Erscheinen ermöglichen. In der Regel wird er aufgrund seiner Zuverlässigkeit dabei sehr pünktlich erscheinen und bei eventueller Verhinderung rechtzeitig absagen. Eine Erkrankung kann für ihn dann bereits zur Katastrophe werden, wenn sie eine Teilnahme an der Therapiesitzung unmöglich macht und dadurch der Tagesablauf durcheinandergerät. Es kann aber auch passieren, dass der Betroffene eines Tages aufgrund von unbedeutend erscheinenden Kleinigkeiten, vielleicht kleinsten Veränderungen der Wegstrecke zur Therapie, daran gehindert wird, zur Behandlung zu erscheinen. Das muss man dann unbedingt mit ihm besprechen, um ihm für den Wiederholungsfall geeignete Lösungsmöglichkeiten aufzuzeigen und solche Schwierigkeiten zukünftig möglichst zu vermeiden.

Ferner ist der Patient über den Ablauf der Therapie zu informieren, wesentliche Elemente der Behandlung sollten ihm erklärt, und auf möglicherweise auftretende Schwierigkeiten sollte er hingewiesen werden. Eventuelle weitere Fragen des Betroffenen bezüglich der Behandlung muss man ebenfalls beantworten. Dabei wird es vielleicht auch um die Qualifikation des Therapeuten und dessen Ausbildung sowie um das Fach Psychotherapie als solches gehen, für das viele autistische Menschen aufgrund der eigenen Erfahrungen ein großes Interesse entwickelt haben. Mit dem Patienten gemeinsam sollte, ausgehend vom individuellen Entwicklungsprofil, ein Behandlungsplan erstellt werden, und es sollten die Ziele der Behandlung sowie der ungefähre Zeitrahmen, der dafür vorgesehen ist, vereinbart werden. Unrealistisch erscheinende Erwartungen sind dabei zu dämpfen. Bei der therapeutischen Behandlung von Menschen mit Autismus wird in der Regel eher eine längere Zeitdauer einzuplanen sein. Man darf nicht vergessen, dass insbesondere der Betroffene, der ansonsten über keine weiteren Hilfen verfügt, für eine langfristige Begleitung durch dieselbe Person sehr dankbar sein wird.

Ich wundere mich manchmal, wenn ich davon lese oder höre, dass bei noch minderjährigen autistischen Patienten „die Therapie erfolgreich abgeschlossen" werden konnte. Dann sind doch die Schwierigkeiten nicht zu Ende, im Gegenteil, dann, wenn all die auch beim besten Willen nicht vollständig vermeidbaren Veränderungen kommen, die das Leben mit sich bringt, fangen die Probleme doch eigentlich gerade erst an. Das sollte auf jeden Fall bedacht werden.

Vor allem aber sollte das Ende der Therapie auf keinen Fall in einer für den Patienten kritischen Zeitspanne liegen, also nicht in der Zeit des Übergangs von der Schule ins Arbeitsleben, nicht während eines Wechsels des Arbeitsplatzes usw.

Auch ich bin sehr froh darüber, dass meine Therapeutin zu einer langfristigen Zusammenarbeit mit mir bereit ist, wie sie mir immer wieder einmal bestätigt, auch wenn sie üblicherweise wesentlich kürzer mit ihren Patienten arbeitet.

Das entlastet mich sehr, denn ich hatte mir zuvor doch immer wieder Sorgen gemacht, wie lange ich wohl noch zu ihr kommen dürfe. Einmal sagte sie mir, solange sie das Gefühl hätte, dass ich noch von der Therapie profitieren könnte, solange es weiter vorangehe, sei es kein Problem für sie. Das hat mich doch ziemlich unter Druck gesetzt, da ich in jeder Sitzung das Gefühl hatte, ihr etwas präsentieren zu müssen, das nach Fortschritt aussah, damit sie nicht an eine Stagnation glaubte und die Therapie deshalb beenden könnte. Erst nach einer Weile konnte Frau S. mir diesen Druck nehmen, nachdem ich ihr nochmals in einem Brief davon berichtet hatte, wie sehr mich ihre Äußerung belastet hatte.

Ein sicheres Auftreten des Therapeuten ist sehr hilfreich, da der Mensch mit Autismus häufig auch nur kleine Unsicherheiten seines Gegenübers wahrnimmt, obwohl er oft abwesend zu sein scheint. Bei einem Ruhe und Sicherheit ausstrahlenden Therapeuten bzw. Berater wird er sich geborgen und gut aufgehoben fühlen. Der Betroffene beobachtet meist sehr genau und bezieht viele seiner Beobachtungen auf sich. Immer wieder wird er jede Äußerung wörtlich oder zumindest sehr genau nehmen und damit auch den erfahrenen Therapeuten ein ums andere Mal verzweifeln lassen.

Ich weiß nicht, ob meine Therapeutin vorher sehr viele Erfahrungen in der Behandlung von Menschen mit Asperger-Syndrom gemacht hatte; ich denke vielmehr, dass sie einfach intuitiv fast alles richtig gemacht hat. Ich hatte auch zu Beginn der Behandlung, der auch der Beginn ihrer Tätigkeit in eigener Praxis war, nie das Gefühl, dass sie unsicher war oder nicht weiter wusste; es hat mir sehr geholfen, dass sie stets kompetent, sicher und ruhig wirkte.

Falls Sie jedoch gelegentlich die Gedankengänge Ihres Patienten nicht nachvollziehen, seine Äußerungen oder auch die Bedeutung seiner Verhaltensweisen nicht verstehen können, so fragen Sie ihn ruhig danach, denn nur so kann es Ihnen gelingen, möglicherweise folgenschwere Missverständnisse zu vermeiden. Auch sollten Sie dem Betroffenen von Zeit zu Zeit eine ehrliche, aber wohlwollende Rückmeldung geben, seine bereits erreichten Fortschritte lobend erwähnen, aber auch gut gemeinte Kritik äußern, wenn sie angebracht erscheint. Diese Rückmeldungen können für Ihren Patienten sehr hilfreich und sehr wertvoll sein.

Was das Gesprächsverhalten betrifft, so muss bedacht werden, dass viele Betroffene zunächst gar nicht wissen werden, wie man ein Gespräch führt. Insbesondere in der Anfangsphase wird es womöglich immer wieder zu nur kurzen oder gar keinen Antworten kommen, vor allem bei schwierigen Fragen, die die Gedanken und die Gefühlswelt des autistischen Menschen betreffen. Ebenso möglich ist aber auch die bei jeder Gelegenheit nahezu ununterbrochene Schilderung desselben Themas sowie kleinster Details. Die Gesprächsführung des Therapeuten muss diesen Gegebenheiten angepasst werden, was nicht immer ganz leicht sein wird. Man sollte sich dabei zu Beginn der Behandlung auf möglichst einfache und auch angenehme Fragen konzentrieren, vielleicht auf Hobbys und Interessen, um den Betroffenen nicht allzu sehr zu frustrieren. Es empfiehlt sich „ein informeller, persönlicher und interaktiver Stil (...), bei dem auch Phantasie, Kreativität und Humor nicht zu kurz kommen" (Poustka et al., 2004, S. 72).

Es erscheint an dieser Stelle sehr wichtig zu betonen, dass der Therapeut sich nicht nur an einer speziellen Psychotherapieschule orientieren, sondern dass er die Behandlung dem jeweiligen Hilfe suchenden Menschen individuell anpassen sollte. Aber dies gilt natürlich nicht nur für die Arbeit mit autistischen Menschen.

Meine Therapeutin hat formal zwar die Zulassung für die tiefenpsychologisch fundierte Psychotherapie, aber zum Glück ist sie inhaltlich nicht völlig darauf festgelegt. Eine solche Therapie würde mich vermutlich bei weitem überfordern und mir wohl auch nicht sehr viel bringen. Frau S. sagt dazu, es sei „immer wieder ein Abenteuer", sich auf eine andere als die sonst übliche Vorgehensweise einzulassen. Man könnte also wohl sagen, dass ich zu Beginn der Behandlung erst einmal ihre Abenteuerlust wecken musste, aber es scheint mir gelungen zu sein, was mich sehr freut. Sie scheint eine doch recht abenteuerlustige und auch mutige Frau zu sein, wie mir einige Male klar geworden ist.

In der täglichen Arbeit der Autorin mit suchtkranken Menschen fällt oft auf, dass es wünschenswert wäre, wenn es einige Parallelen zwischen der Arbeit mit autistischen Personen und der Arbeit mit Menschen mit Abhängigkeitserkrankungen gäbe. So könnte die im Suchtbereich häufig praktizierte niederschwellige Arbeitsweise vielen Betroffenen in ihrer ersten Orientierungsphase erheblich helfen. Hierunter könnte man sich vielleicht eine Art Beratungs- und Informationsstelle für Menschen mit Asperger-Syndrom bzw. Autismus vorstellen, die den jeweiligen Patienten „dort abholt, wo er sich gerade befindet". Dies sollte eine offene Einrichtung sein, wo, falls gewünscht, ein Mitarbeiter zur Beratung zur Verfügung steht, wo aber auch genug schriftliches Informationsmaterial bereitliegt und wo man sich ungestört umsehen und informieren kann, auch dann, wenn man nicht sehr redegewandt ist und vielleicht den üblicherweise notwendigen ersten Schritt zu einer Anlaufstelle nicht bewältigen kann, nämlich an der verschlossenen Türe einer Therapieambulanz oder einer sonstigen Beratungsstelle zu klingeln und dann dem öffnenden Mitarbeiter zu erklären, weshalb man gekommen ist.

So ging es auch mir damals, ich bin an dieser Stelle ziemlich frustriert wieder nach Hause gefahren, aber ich verspürte, wie bereits erwähnt, wirklich einen erheblichen Leidensdruck und hätte mir sehr gern in irgendeiner Form Hilfe verschafft, ohne allerdings damals genau zu wissen, wie diese Hilfe für mich hätte aussehen können.

Oft noch sind in entsprechenden Foren im Internet Berichte von Betroffenen zu lesen, die ähnliche Erfahrungen machen mussten oder aber bereits am

Telefon beim ersten Anruf, der sie einige Überwindung gekostet hat, abge-wimmelt wurden, etwa mit der Bemerkung „Sie können so gut sprechen, also haben Sie keinen Autismus. Da brauchen wir gar keinen Termin zu vereinbaren". Das ist auch heute noch leider keine Ausnahme, und solange hier keine entscheidende Verbesserung erzielt werden kann, wird es nur schwer möglich sein, die Lebensqualität für viele Menschen mit Autismus entscheidend zu verbessern. Oder, anders gesagt, um es deutlicher zu machen: Mitarbeiter in Beratungsstellen, die sich so verhalten (und denen nicht einmal eine böse Absicht unterstellt werden kann, sondern die es häufig einfach nicht besser wissen, weil sie keine exakte Kenntnis über die autistische Behinderung in all ihren Facetten und keinen Einblick in die Gedankengänge der Betroffenen haben, die sie mit ihrem Verhalten auslösen), hindern jeden einzelnen Menschen mit Autismus daran, an einer Verbesserung seiner Lebensqualität zu arbeiten! Wenn man sich dies klarmacht, wird man nicht mehr umhin kommen, jedem Hilfe Suchenden zumindest eine Erstberatung anzubieten, unabhängig davon, wie deren Ergebnis dann schließlich ausfallen wird. Auch Lorna Wing betont die Bedeutung einer adäquaten Beratung der Hilfe suchenden Betroffenen und bezeichnet diese als „einen der wichtigsten Aspekte unserer Arbeit" (Wing, 2005).

Die Grundlage jeder Therapie muss selbstverständlich auch bei Menschen mit Asperger-Syndrom eine sorgfältige Diagnose darstellen, daher ist eine ausführliche Anamneseerhebung und Untersuchung zu Beginn der Behandlung notwendig. Diese muss mindestens den psychischen sowie den körperlichen Befund umfassen, notfalls ist hier also eine Konsiliaruntersuchung bei einem ärztlichen Kollegen einzuholen. Auch die Veranlassung laborchemischer oder apparativer Zusatzuntersuchungen wie EEG oder eine bildgebende Diagnostik können möglicherweise notwendig werden.

Praxisräume und Sprechzimmer

Der autistische Mensch wird sehr genau registrieren, wie die Räumlichkeiten beschaffen sind und was sich darin im Laufe der Zeit verändert. Wenn man es ihm nicht allzu schwer machen will, sollte man am besten nahezu überhaupt nichts verändern oder ihn vor anstehenden umfangreichen Veränderungen zumindest darauf hinweisen, ihm seine Fragen beantworten, die die Umgestaltung betreffen, und ihm erklären, welche Maßnahmen vorgesehen sind, welcher Zeitrahmen dafür veranschlagt wird und wie in etwa die Räumlichkeiten nach der geplanten Renovierung bzw. Umgestaltung aussehen werden. Dann wird es ihm ohne allzu große Angst gelingen, sich auch hierauf einlassen zu können.

Eine angenehme Atmosphäre wird er außerdem sehr zu schätzen wissen, und häufig können es hier Kleinigkeiten sein, die den Ausschlag geben, wie vielleicht die systematische Anordnung der Bücher im Regal nach Größe oder

Farbe, die exakte Anordnung der Bilder an den Wänden etc. Auch an die mögliche Licht-, Lärm- oder Geruchsbelästigung des Betroffenen sollte gedacht werden, da viele Menschen mit Autismus sehr empfindlich auf entsprechende Reize reagieren. So kann es beispielsweise schwierig sein, die Therapie in Praxisräumen durchzuführen, die nahe an einer vielbefahrenen Hauptstraße liegen. Der Therapeut sollte außerdem kein allzu aufdringliches Parfum benutzen und im Sprechzimmer möglichst ein generelles Rauchverbot aussprechen. Eine indirekte Ausleuchtung des Sprechzimmers ist günstig, sehr helle Leuchtquellen hingegen können blenden, den Patienten erheblich ablenken und sein Wohlbefinden beeinträchtigen. Was die eigene Kleidung betrifft, so können dem Therapeuten natürlich keine Vorschriften gemacht werden. Sinnvoll wird es jedoch sein, auf sehr auffällige Details, die ebenfalls die Aufmerksamkeit des Betroffenen auf sich ziehen werden, möglichst zu verzichten.

Frau S. hat eine sehr schöne Praxis, die nicht weit von meinem Wohnort entfernt ist. Ich fühle mich dort sehr wohl und bin gern dort. In der Anfangsphase der Therapie habe ich ihr oft nur sehr stockend oder in Ein- oder Zwei-Wort-Sätzen antworten können, was aber auch heute noch passieren kann, wenn es mir nicht gut geht, wenn ich sehr aufgeregt bin oder wenn wir über ein für mich schwieriges Thema sprechen. Es freut mich, dass meine Therapeutin nicht daran zu verzweifeln scheint. Weiterhin scheint es für sie auch in Ordnung zu sein, dass ich zwischendurch immer nur kurz den Blickkontakt zu ihr herstellen kann und ansonsten aus dem großen Fenster nach draußen in den Garten sehe, wieder und wieder die unterschiedliche Anzahl der Lamellen ihres Heizkörpers auf der Breit- und auf der Längsseite kontrolliere oder aber mich in den Mustern von Teppich oder Kissen verliere, die in meinem Blickfeld sind. Das alles passiert ebenfalls meistens dann, wenn wir uns gerade über ein schwieriges Thema unterhalten. Wenn das sehr oft geschieht, sagt mir Frau S., dass es sehr anstrengend sei, dagegen anzukämpfen, was mich dann ein bisschen frustriert.

Abgelenkt haben mich lange Zeit auch die Fachbücher von Frau S., die in den beiden Regalen stehen. Anfangs hat sie sie aus mir unerfindlichen Gründen sehr oft umgeräumt, was mir immer aufgefallen ist und mich sehr irritiert hat. Mittlerweile macht sie das zum Glück nicht mehr so oft. Die zwei Bilder, die ich von meinem Sessel aus sehen kann, hängen manchmal schief, was mich ebenfalls irritiert und was ich so nicht tolerieren kann. Ich korrigiere dies dann, bevor Frau S. das Sprechzimmer betritt, denn ich könnte mich sonst nicht auf unser Gespräch konzentrieren. Manchmal hat außerdem die Putzfrau von Frau S. offensichtlich frei – das sieht man dann am Fußboden.

All diese äußerlichen Dinge wurden hier so genau beschrieben, um zu verdeutlichen, dass sie für autistische Menschen sehr wichtig sind. Diese scheinen oft so sehr in sich versunken, aber sie registrieren sehr genau, was um sie herum passiert. Viel zu genau vielleicht.

Ich glaube sogar, der äußere Rahmen ist für mich mit das Wichtigste. Da könnte ein Therapeut wohl noch so nett, kompetent und engagiert sein, ich könnte sicher nicht so erfolgreich mit ihm arbeiten, wenn im Sprechzimmer Chaos herrschte.

Auch in der Literatur wird immer wieder dieser Wunsch der Betroffenen nach Ordnung und festen Regeln beschrieben: „Die meisten Autisten brauchen Ordnung und Rituale und finden immer Wege, Ordnung zu schaffen, wo sie Chaos empfinden. So viele Reize stürzen auf einen ein, strömen in den Körper, ohne verarbeitet werden zu können. (...) Wir suchen das Kleine und Überschaubare" (Prince-Hughes, 2004, S. 32–33).

Therapeutisches Vorgehen

Die Therapie wird im Einzelsetting durchgeführt. Zusätzliche Gruppenangebote wie beispielsweise therapeutisch geleitete Selbsthilfegruppen sind durchaus hilfreich, können aber eine Einzelbehandlung auf keinen Fall ersetzen. Auf die Gruppenbehandlung wird später im Rahmen des Kapitels „Freundschaft" noch näher eingegangen.

Bei der Behandlung von Menschen mit Autismus sind stärker strukturierende Maßnahmen mit angemessen definierten Behandlungszielen, die direktiv auf den Patienten und seine Störung zugehen, jenen deutlich überlegen, die ein „Laissez-faire" propagieren und damit dem Betroffenen viel Freiraum geben (Remschmidt, 2000a). Dies bedeutet keineswegs, dass autistische Menschen keinen Freiraum brauchen, dieser sollte aber abgetrennt sein von den eigentlichen therapeutischen Interventionen.

Das konkrete Vorgehen und die Ziele der Behandlung richten sich dabei natürlich nach dem Entwicklungsniveau und den bestehenden Verhaltensauffälligkeiten mit den daraus resultierenden Schwierigkeiten im Alltagsleben, aber immer auch nach den eigenen Wünschen und Zielen des jeweiligen Patienten, auf den die Behandlung individuell abgestimmt werden muss, sowie nach dessen Leidensdruck und der aktuell im Vordergrund stehenden Symptomatik.

Momentan sind für die nahe Zukunft weder von Seiten der Medizin noch aus Pädagogik oder Psychologie wesentliche neue Erfolg versprechende Konzepte für die Behandlung von Menschen mit Autismus zu erwarten, sei es durch neue Diäten, neue Medikamente, Genmanipulationen oder spezifische therapeutische Methoden, sodass heute die enge Begleitung und Stütze im Alltag dem Betroffenen und ggf. dessen Angehörigen am meisten hilft. Sehr wichtig ist daher die konkrete Hilfestellung für die Situationen, die dem autistischen Menschen Probleme bereiten. Schwierigkeiten verschiedenster Art, die sich im Alltag ergeben, müssen besprochen werden, um diese besser verstehen und bewältigen zu können und eine Perspektive im beruflichen sowie im privaten Bereich zu erarbeiten. Es wird dabei oft um die Themen Schule bzw. Arbeit, die Wohnsituation, Wünsche nach freundschaftlichen oder auch nach sexuellen Beziehungen, Überforderungssituationen etc. gehen, häufig hier um Konflikte, die durch Schwierigkeiten im zwischenmenschlichen Kontakt entstehen. Auch auf eventuell auftretende Krisensituationen wird man sich einstellen und dann im Bedarfsfall versuchen müssen, zur raschen Deeskalation beizutragen.

Sehr gern möchte ich mit Hilfe meiner Therapeutin Strategien für den Umgang mit schwierigen Situationen wie depressiven Phasen, Ängsten, Phasen verstärkter Regression, Überforderungssituationen etc. entwickeln. Es gelingt mir trotz der langen therapeutischen Arbeit immer noch nur unzureichend, damit umzugehen und diese Situationen auszuhalten. Manchmal ist das Leben einfach so schwierig für mich, und ich brauche Frau S. als verlässliche Partnerin, um es zumindest etwas einfacher werden zu lassen.

Diese in der Therapie von Menschen mit Asperger-Syndrom häufig vorkommenden und immer wiederkehrenden wichtigen Themen werden nachfolgend im speziellen Teil in eigenen Kapiteln näher beschrieben, und auf das Thema Freundschaften und Beziehungen wird hierbei besonderer Wert gelegt.

Obwohl in der Behandlung immer wieder auf die vielfältigen Schwierigkeiten des Betroffenen eingegangen werden muss, darf darüber hinaus aber auch nicht vergessen werden, dass auch das Leben von autistischen Menschen nicht nur aus Problemen besteht. Es erscheint mindestens ebenso wichtig, die Ressourcen des Betroffenen zu erkennen und zu aktivieren. Wie jeder andere Mensch hat auch er verschiedene Stärken und Fähigkeiten, „normale" und gesunde Eigenschaften, die nicht übersehen und unterschlagen werden dürfen und die zugleich auch für die Therapie genutzt werden sollten. Es wird den Patienten zur weiteren Mitarbeit motivieren, wenn er immer wieder einmal an diese Fähigkeiten erinnert wird, was jedoch nicht heißen soll, dass man seine Schwierigkeiten bagatellisiert. Hier ist es nötig, ein sinnvolles Maß zu finden, was vielleicht nicht immer ganz leicht sein wird.

Frau S. gibt mir „das Gefühl, dass sie mich versteht, dass sie meine Probleme und meinen Leidensdruck nachvollziehen kann. Immer wieder versucht sie mich zu motivieren, so zeigt sie mir häufig die Fortschritte auf, die ich in diesen Jahren gemacht habe. Das freut mich sehr, wenn sie das sagt. Aber sie spielt meine Schwierigkeiten auch nicht herunter und weicht mir nicht aus, sie nimmt mich ernst" (Preißmann, 2005, S. 30). Ich glaube, es gelingt ihr recht gut, hierbei das richtige Maß zu finden.

Generell sollte sich die Behandlung eher an konkreten Beispielen und an den aktuellen Bedürfnissen des Patienten orientieren. Es fällt Menschen mit Autismus sehr schwer, sich fiktive Situationen vorzustellen und sie im Rahmen der Behandlung zu besprechen. Weiterhin sollte durchaus mit Ratschlägen und Empfehlungen gearbeitet werden, die eventuell auch durch Beispiele aus dem eigenen Erleben des Therapeuten illustriert und verdeutlicht werden können.

Beim Analysieren der aufgetretenen Alltagsprobleme fällt es mir jeweils sehr schwer, meine Gedanken und Gefühle in diesen Situationen verbal auszudrücken, aber ich finde es gut, dass Frau S. mich immer wieder einmal danach fragt. Wenn ich nicht weiter weiß, hilft sie mir mit einer Aufzählung der vorstellbaren Möglichkeiten, wie man sich in solchen Momenten fühlen und was man denken könnte, damit ich darunter auswählen kann. Das finde ich sehr gut.

Dies ist ein sehr wichtiger Punkt. Da Menschen mit Autismus häufig nur über ein mangelhaftes Verständnis für soziale Signale verfügen und von diesen nur geringen Gebrauch machen können, gelingt es ihnen oft nur unzureichend, Mimik, Gestik, Blickkontakt oder sonstige Körpersprache anzuwenden und richtig zu interpretieren. Sie haben daher große Schwierigkeiten, ihre Gedanken, Gefühle, Stimmungen, Wünsche und Absichten für andere verständlich zu machen und diese emotionalen Zustandsbilder auch bei anderen Menschen richtig zu erkennen. Keinesfalls ist es so, dass die Betroffenen völlig emotionslos sind, wie es manchmal den Anschein haben kann. Im Gegenteil, ihr Leben kann bestimmt sein von sehr heftigen und sehr verschiedenartigen Emotionen, allerdings sind sie häufig nicht in der Lage, diese adäquat auszudrücken und auch selbst auszuhalten. Sie werden daher auf diesem Gebiet umfangreiche Unterstützung benötigen. Es wird dabei hilfreich sein, das Ausdrücken der unterschiedlichen emotionalen Zustände wie Wut, Angst, Glück, Zufriedenheit, Überraschung usw. durch zunächst einfache Beispiele zu verdeutlichen. Dabei geht es einmal um das Erkennen des entsprechenden Gesichtsausdrucks beim Gegenüber, aber auch darum, das eigene Erleben und Ausdrücken der entsprechenden Emotion zu üben. Im nächsten Schritt könnte dann überlegt werden, wodurch die jeweilige Emotion beispielsweise hervorgerufen wird und wie auf das Wahrnehmen derselben bei anderen Menschen reagiert werden könnte. Diese Überlegungen sollten, da sie sehr wichtig erscheinen und zugleich ein sehr schwieriges Thema berühren, möglichst schriftlich festgehalten werden, um sie immer wieder einmal auch allein zu üben und um im Umgang damit sicherer zu werden.

Ich merke immer wieder, dass die Emotionen anderer Menschen für mich nach wie vor „ein Buch mit sieben Siegeln" sind. Es ist sehr, sehr schwer für mich, sie auch nur einigermaßen richtig einzuschätzen, und das auch noch nach all den Jahren meiner therapeutischen Arbeit, in der ich sehr oft versuche, mich gerade auch auf diesem Gebiet zu verbessern. Aber es gelingt mir nur unzureichend, ich liege oft daneben. Natürlich werde ich nicht aufgeben, aber es frustriert mich doch ziemlich. Ich hatte gedacht, ich wäre schon weiter. Und ich merke zugleich, dass auch meine eigenen Emotionen für mich nur sehr schwer auszuhalten und auszudrücken sind. Es gelingt mir häufig kaum zu beschreiben, was gerade in mir vorgeht. Das muss ich weiter üben, weil es

*wichtig ist. Manchmal stimmt mein Verhalten auch nicht mit der gerade er-
lebten Emotion überein; so kann es passieren, dass sich irgendwelche erlebten
Frustrationen in einem zumindest verbal aggressiv anmutenden Verhalten
äußern. Dass dies dann nicht zu einer Verminderung meiner Frustration beitragen kann, wird man sich denken können.*

Dies alles ist also eine mühsame Aufgabe, aber die Arbeit wird sich für den
Betroffenen sicher lohnen werden. Der autistische Mensch wird hierbei umso
eher und umso schnellere Fortschritte machen, je intelligenter und motivierter
er ist, je mehr Gelegenheit er zum Üben erhält und je intensiver und kompetenter er dabei betreut wird (Attwood, 2000).

*Bei der verbalen Ausdrucksweise brauche ich immer wieder Hilfe, ich werde
im Alltag oft ungehalten, wenn ich etwas nicht so ausdrücken kann, dass man
verstehen kann, was ich meine. Daher muss ich meine Ausdrucksweise immer
wieder üben, denn ich werde in solchen Situationen häufig sehr unruhig und
bekomme Angst, und dadurch wird es meist nur noch schlimmer. Es hilft mir,
wenn ich diese Situationen anschließend gemeinsam mit meiner Therapeutin
analysiere und mir mit ihr zusammen für den Wiederholungsfall mögliche
Verhaltens- oder Ausdrucksweisen ausdenke, wenn ich mir Sätze zurechtlege,
die ich dann benutzen kann, und wenn ich mir vor allem überlege, wie ich
mich von Anfang an verständlicher hätte ausdrücken können.*

Für Menschen mit Autismus ist es wichtig, ständig an der sozialen Kompetenz
zu arbeiten, verschiedene Alltagssituationen immer wieder durchzusprechen
und Möglichkeiten zu erarbeiten, wie unvermeidliche soziale Konstellationen
mit weniger Angst erlebt werden können, denn man merkt ihnen ihre Schwierigkeiten in angstbesetzten Situationen erheblich mehr an als bei Wohlbefinden. Zu diesem Zweck wird es nötig sein, wiederholt auch Elemente aus
Selbstsicherheits- und Kompetenztrainings in die Behandlung einfließen zu
lassen, also am Abbau der sozialen Angst und am Aufbau angemessener sozialer Fertigkeiten zu arbeiten, die zur erfolgreichen Bewältigung des Le-
bensalltags erforderlich sind. Einige Anregungen für diese Arbeit finden sich
im Kapitel „Freundschaft", diese können entsprechend modifiziert aber auch
für andere Situationen des zwischenmenschlichen Kontakts verwendet werden.

In diesem Zusammenhang darf nicht verschwiegen werden, dass vielen
Menschen mit Autismus einige wichtige Grundregeln des zwischenmenschlichen Verhaltens nicht geläufig sind, da es ihnen bislang leider nicht gelingen
konnte, diese durch Imitation oder aus der Beobachtung anderer Personen
heraus zu erlernen. Sowohl im Beruf als auch im Privatleben werden jedoch
höfliche und gute Umgangsformen immer wichtiger, und Sachkompetenz
allein wird immer weniger genügen, sondern es wird auch eine ausreichende
soziale Kompetenz gefordert. Daher müssen bei Schwierigkeiten auf diesem
Gebiet auch solche Fertigkeiten immer wieder trainiert werden. Es gibt Betroffene, die dies nicht einsehen wollen und erklären, es sei für sie nicht nötig,

sich an gesellschaftliche Regeln anzupassen, immerhin liege bei ihnen ja eine Behinderung vor; vielmehr müsse sich die Gesellschaft an die Menschen mit Autismus anpassen. Ganz abgesehen davon, dass sich hier natürlich die Frage stellt, woher solche Betroffenen ihr (allerdings doch etwas fragwürdiges) Selbstbewusstsein für solche Äußerungen nehmen, sollte dem Menschen mit Autismus außerdem vermittelt werden, dass ihm das Einüben und Einhalten gewisser gesellschaftlicher Regeln eine entscheidende Verbesserung seiner Situation bescheren wird und für ihn selbst nur von Vorteil sein kann. Daraus ergibt sich die Notwendigkeit, sich diesem Thema zu widmen, auch wenn das für den Betroffenen unangenehm und schwierig werden kann.

Der Umgang mit anderen Leuten ist für autistische Menschen in der Regel generell die anstrengendste Aktivität, die sie sich vorstellen können. Daraus folgt, dass viele von ihnen sich sehr stark zurückziehen und sich beispielsweise verstärkt mit ihren Spezialinteressen ablenken, um sich Beruhigung zu verschaffen. Die meisten Betroffenen leiden jedoch andererseits unter ihrer Einsamkeit und Isolation und darunter, keine Freunde, keinen Partner und keine Kinder zu haben. Sie benötigen auch bei der Bewältigung dieser Gefühle, die für viele von ihnen eine große Enttäuschung darstellen, einfühlsame Hilfestellung und Unterstützung. Die im Hinblick auf das Kontaktverhalten bestehende Ambivalenz, die auch in vielen anderen Bereichen immer wieder eine große Rolle spielen wird, ist für den Betroffenen häufig nur sehr schwer auszuhalten. Es ist daher wichtig und notwendig, allerdings nicht gerade einfach, gemeinsam das für den jeweiligen Menschen individuell richtige Verhältnis aus Kontakt- und Rückzugsmöglichkeiten zu finden. Und es ist wichtig, den Betroffenen immer wieder zu motivieren, die ihm schwierig erscheinenden Situationen nicht immer einfach zu vermeiden, sondern sich, wann immer möglich, ihnen zu stellen, um sich darin zu üben. Nur durch Übung ist schließlich in diesem Bereich eine Verbesserung der eigenen Fähigkeiten und Kompetenzen zu erreichen.

Es wäre mir wichtig, einen für mein Leben akzeptablen Kompromiss zwischen der Einsamkeit einerseits und den zwischenmenschlichen Kontakten andererseits zu finden. Das ist vielleicht die größte Herausforderung meines Lebens. Es müsste mir gelingen, das häufige Alleinsein und die Kinderlosigkeit ein Stück weit akzeptieren und ertragen zu lernen, gleichzeitig aber auch ein paar Strategien und Möglichkeiten für gelegentliche soziale Kontakte zu entwickeln, die für mich angenehm sein könnten. Das wird nicht leicht werden.

Es erscheint sinnvoll, dem Betroffenen dabei zu helfen, seine Möglichkeiten zur Kommunikation zu verbessern, um seine Wünsche und Bedürfnisse besser mitteilen und sich über seine Erlebnisse und Erfahrungen austauschen zu können. Hierfür könnten unter anderem auch Videoaufzeichnungen und Rollenspiele zum Einsatz kommen, die anschließend gemeinsam analysiert werden sollten. Das Vorgehen ist dabei situationsbezogen, wobei es wichtig ist, hier auch tatsächlich alle nur denkbaren Situationen durchzuspielen, die sich als problematisch darstellen könnten oder die sich in der Vergangenheit als schwierig dargestellt haben. Der Mensch mit Autismus ist nämlich sehr häufig nicht in der Lage, Empfehlungen bezüglich einer Situation auf eine andere ähnliche Situation zu übertragen.

Gerade bei Menschen, die häufig im direkten Gespräch ihre Bedürfnisse nicht so ausdrücken können, wie sie das gern möchten oder wie es eigentlich nötig wäre, und denen es sehr schwerfällt, ihre Gedanken und Gefühle zu verbalisieren, erscheint es sinnvoll und notwendig, immer wieder für neue und ungewöhnliche Ansätze wie die schriftliche Kommunikation offen zu sein, um so mögliche Hilfen für den Betroffenen zu erarbeiten:

Frau S. „findet es gut, dass ich für mich die Möglichkeit des Briefeschreibens entdeckt habe, wenn es im direkten Kontakt nicht geht. Im Gespräch könne man mir oft nicht anmerken, wie es mir gehe, in den Briefen gelänge es mir dagegen, die Dinge, die mich beschäftigten, so auszudrücken, dass sie als mein Gegenüber mich verstehen könne" (Preißmann, 2005, S. 30). Ich freue mich, dass sie mich so immer wieder ermutigt, dieses Medium zu nutzen, dass sie auf diese Weise auf meine speziellen Bedürfnisse eingeht und meine Briefe liest, um sie danach mit mir zu besprechen. Und ich bin auch sehr froh, dass ich sie gelegentlich in ihrer Praxis anrufen kann, wenn ich etwas Akutes mit ihr besprechen möchte, das nicht bis zur Folgewoche Zeit zu haben scheint.

Es wird im Einzelfall abzuwägen sein, ob dem Menschen mit Autismus das Angebot gemacht werden kann, im Bedarfsfall seinen Therapeuten auch zu Hause telefonisch erreichen zu können. Falls er zuverlässig genug erscheint, wird es für ihn möglicherweise gerade in schwierigen Zeiten und in Krisensituationen eine große Hilfe darstellen, auch die private Telefonnummer zu besitzen, aber ein solches Vorgehen kann natürlich nicht allgemeingültig empfohlen werden. Immer wieder wird es auch unter den autistischen Menschen solche Patienten geben, die dieses Angebot missbrauchen werden. Das Mitteilen der Mobilfunknummer kann hierbei vielleicht einen recht guten Kompromiss darstellen.

Es ist sehr beruhigend zu wissen, dass ich Frau S. notfalls auch zu Hause telefonisch erreichen kann, wenn ich, was glücklicherweise selten vorkommt, das Gefühl habe, dass es nötig ist. Sie selbst empfand es dagegen als schwierig, vor allem während meiner Urlaubs- und Praktikumszeiten über größere Entfernungen hinweg mit mir zu telefonieren, weil sie nicht die Möglichkeit hatte, helfend einzugreifen, und weil sie sich ein ums andere Mal Sorgen um mich gemacht hatte, wie ich leider erst jetzt von ihr erfahren habe. Dass sie mir damals schon allein durch diese Telefonkontakte sehr geholfen hat und dass es ihr meist gelungen ist, mich zu beruhigen und mir über die akute Krise hinwegzuhelfen, schien ihr leider nicht klar gewesen zu sein. Hätte ich das geahnt, hätte ich versucht, ihr deutlicher zu vermitteln, wie sehr sie mich in diesen Situationen unterstützt hat.

Wichtig erscheint auch die Ausgewogenheit zwischen Gleichförmigkeit und Alltagsroutinen einerseits sowie Veränderungen andererseits. Der Betroffene benötigt ein gewisses Maß an Routine, um sich sicher zu fühlen, um die Welt als stabil erleben zu können. Dazu gehört auch, die jeweils geltenden Regeln des Zusammenlebens zu kennen und anzuwenden, dazu gehört aber ebenso, auch andere Menschen als zuverlässig in der Anwendung derselben bzw. im Verhalten erleben zu dürfen. Gleichzeitig muss allerdings auch eine gewisse Veränderungsbereitschaft bzw. Flexibilität erlernt werden, andernfalls wird ein Zurechtfinden in der Gesellschaft nur sehr schwer möglich sein. So muss unter anderem erlernt werden, dass es in gewissen Fällen unumgänglich sein wird, anderen Menschen gewisse Zugeständnisse zu machen bei der Anwendung der für sie geltenden Regeln. Auch hier ist ein sinnvoller und für den Betroffenen akzeptabler Kompromiss zu finden.

Dies ist ein sehr schwieriger Punkt. Auch heute ist es für mich immer noch schwer, wenn sich zu Hause beispielsweise das Abendessen um 19.00 Uhr verzögert, weil meine Eltern sich etwas verspätet haben. Dann werde ich oft ungehalten und bekomme große Angst, weil ich nicht weiß, wann genau wir essen werden, weil ich keine Sicherheit habe, was das Zusammenleben angeht. Das mag sich jetzt vielleicht ein bisschen lächerlich anhören, aber mir kommt das dann wie eine Katastrophe vor. Ich fange in solchen Momenten immer wieder an, meine Umgebung zu beschimpfen, in diesem Beispiel also meine Eltern, weil ich solche Angst habe; ich werde unruhig, fühle mich hilflos und weiß nicht, was ich machen soll. Sehr wichtig finde ich es daher, mit Hilfe meiner Therapeutin auch immer wieder daran zu arbeiten, mich selbst besser unter Kontrolle zu haben und nötigenfalls auch kleinere Veränderungen im Alltag zuzulassen.

Dass dies jedoch ein schwieriges Ziel darstellt, unterstreicht auch Dietmar Zöller, ein junger Mann mit Autismus, mit seiner Äußerung: „Man sollte autistische Menschen nicht nur schonen, sondern man sollte sie begleiten, so dass sie lernen, neue Situationen auszuhalten und (vielleicht sogar) zu genießen. Ich erwarte dabei allerdings, dass jemand, der mich begleitet, eine Vorstellung davon hat, dass ich Schwerstarbeit leiste, wenn ich mich Neuem ausliefere" (Zöller, 2005, S. 30–31).

Nicht immer sind die Bereitschaft und die Motivation von Patienten zu einer therapeutischen Maßnahme so stark ausgeprägt, wie es wünschenswert wäre, um hier ein effektives Vorgehen zu ermöglichen. Darin unterscheiden sich die Betroffenen wohl nicht wesentlich von nicht autistischen Menschen. Häufig jedoch heben sie außerdem ihre „Vorzüge" hervor, also beispielsweise Eigenschaften wie Loyalität, Zuverlässigkeit etc., die unbestritten wichtig sind, oder aber sie betonen die Genialität oder Kreativität der Menschen mit Autismus. Falls darüber jedoch die emotionale und soziale Belastung für die eigene Person und auch für das Umfeld in Vergessenheit gerät, kommt es zu einer Abwehr des Leids, die die Therapiemotivation erheblich beeinträchtigen kann. Die Aufgabe des Therapeuten ist es in solchen Fällen immer wieder, seinem Patienten nochmals dessen Beweggründe, die ihn zu Beginn zur Aufnahme der Behandlung veranlasst haben, vor Augen zu halten, ihm aber auch die bereits erzielten Veränderungen und Erfolge rückzumelden, um so seine Motivation zur weiteren Mitarbeit zu erhöhen. Insbesondere in einer langfristigen Behandlung wird der Motivierung vor allem in den Phasen ohne wesentliche sichtbare Therapiefortschritte immer wieder eine große Bedeutung zukommen, und häufig ist durch den Therapeuten hier einiges an Überzeugungsarbeit zu leisten. Es ist in diesem Zusammenhang vor allem auch die Bereitschaft zu fördern, zumindest kurzfristig auch die unangenehmen Aspekte in Kauf zu nehmen, die immer mit einer Veränderung der eigenen Lebenssituation verbunden sind, insbesondere dann, wenn eine realistische Chance auf eine Verbesserung derselben besteht.

Immer wieder einmal realisiere ich, dass schon wieder eine gewisse Zeitspanne verstrichen ist und es bei mir noch immer keinen Fortschritt gegeben hat. Dann bin ich sehr frustriert. Es ist ja nichts Geringeres als mein Leben, aber manchmal habe ich das Gefühl, es liefe mir einfach so davon. Andere Leute in meinem Alter sind viel weiter als ich, ich wirke oft immer noch wie ein kleines Kind und fühle mich manchmal auch so. Ich habe nur wenig Bezug zu meinem Leben und zu meiner Umwelt, und meine Umwelt hat nur wenig Bezug zu mir. Oft existiere ich einfach so vor mich hin, während andere Leute das tun, was man wohl leben nennt. Ich möchte keinesfalls immer so sein wie sie, aber ich sehne mich hin und wieder nach einem Dasein, von dem ich das Gefühl haben kann, dass es für mich gut ist, so wie es ist.

In den Zeiten wiederum, in denen es mir gut geht, in denen meine Stimmung ausgeglichen ist und ich mich schönen Dingen widmen kann, gibt es oft auch solche Situationen, in denen ich merke, wie glücklich ich darüber sein kann, so zu sein, wie ich nun einmal bin. Ich denke ab und zu an einen Tag im Frühsommer des vergangenen Jahres zurück, an dem diese Überlegungen ebenfalls kamen. Ich befand mich in einem nahe gelegenen Tier- und Pflanzenpark, zu dem ich so früh aufgebrochen war, dass ich noch genug Zeit zum Frühstücken in dem Café hatte, das an den Park grenzte. Das ist ein sehr schöner Platz, abgelegen und damit ruhig und friedlich, genau richtig für den Beginn eines schönen Tages, auf den ich mich gefreut hatte. Von der wunderschönen Terrasse aus konnte ich das Treiben im Park beobachten. Ich habe u. a. mehrere Eichhörnchen gesehen, was mich sehr gefreut hat, da ich diese niedlichen Tiere sehr mag. Die ganze Zeit war ich damit beschäftigt, ihnen zuzusehen, bis sich zwei Frauen an den Nachbartisch gesetzt hatten und sich über Designer-Handtaschen und die neuesten Promifriseure der Umgebung unterhielten. Da habe ich so richtig gemerkt, wie froh ich bin, dass ich nicht in solchen Kreisen verkehren und mich in solch schöner Natur über Dinge wie Damenhandtaschen unterhalten muss. Ich dachte bei mir, wie arm diese Leute doch sind! Sie mögen wohlhabend, intelligent und erfolgreich sein, aber sie haben offensichtlich den Blick für das Wesentliche verloren.

Als ich an diesem Tag nach dem Parkbesuch zur Straßenbahnhaltestelle gelaufen bin, kamen mir die Tränen, weil ich so glücklich war über mein meist ruhiges und friedliches Leben. Das fiel aber nicht weiter auf, da es in Strömen regnete und daher alle Leute, die ohne Regenschirm zu Fuß unterwegs waren, Wasser im Gesicht hatten.

Viele Menschen mit Autismus sind sehr leicht gekränkt, insbesondere dann, wenn sie das Gefühl haben, dass sie nicht verstanden oder nicht beachtet werden, und sie sich daher ausgeschlossen fühlen. Sie ziehen sich zurück, wenn sie fürchten, man interessiere sich nicht für ihre Meinung oder übergehe sie, während man anderen viel mehr Bedeutung zumesse. Oft wissen sie nicht, wie sie dann mit diesen Gefühlen umgehen sollen. Es ist wichtig, mit ihnen daran zu arbeiten und gemeinsam Strategien zu entwickeln, wie es ihnen ab und zu gelingen könnte, verstärkt auf sich aufmerksam zu machen, um nicht immer „übersehen" zu werden.

Schwierig ist häufig in diesem Zusammenhang auch das Thema Eifersucht, das dann ebenfalls in die Überlegungen einbezogen werden muss:

Immer wieder bin ich z. B. eifersüchtig auf meinen Bruder oder auf meine Arbeitskollegen. Dies ist meist dann der Fall, wenn meine Eltern lange Zeit bei meinem Bruder zu Hause zu Besuch sind und für mich deshalb nur wenig Zeit haben oder wenn beispielsweise der Oberarzt sich nur mit den Kollegen beschäftigt und nicht mit mir. Ich habe in solchen Momenten häufig Angst, dass man mich nicht mögen könnte und wünschte, mich loszuwerden. Oft erhoffe ich mir dann, dass ich einmal längerfristig das Gefühl haben könnte, dass man mich mag, auch ohne dies immer wieder neu versichert zu bekommen (was manchmal aber durchaus geschieht, da meine Umgebung offensichtlich zu merken scheint, wie wichtig dies für mich ist).

Auch dies ist dann allerdings oft nicht ganz leicht auszuhalten, in der Regel fällt es dem autistischen Menschen mindestens genauso schwer, ernst gemeinte Komplimente anzunehmen. Er fühlt sich unwohl, wenn er gelobt wird, womöglich auch noch vor anderen, er fühlt sich dann sehr unsicher und weiß nicht, wie er darauf reagieren, was er antworten und wie er sich verhalten soll. Wahrscheinlich wird er versuchen, den Wert seiner Leistung dann selbst zu schmälern, um die Situation möglichst abzubrechen und das Lob nur kurz zu halten. Vermutlich wird die Umgebung daher bereits nach nur wenigen Versuchen zu dem Schluss kommen, dass es dem Betroffenen lieber wäre, auf Komplimente zu verzichten, und diese Äußerungen einstellen. Damit beginnt dann jedoch der Teufelskreis, denn Menschen mit Autismus wünschen sich durchaus, ihren Wert immer wieder einmal versichert zu bekommen. Man wird mit ihnen üben müssen, wie sie adäquat auf ein Kompliment reagieren können, das sie erhalten haben, und im Gegenzug werden sie auch Unterstützung brauchen in der Frage, wie es auch ihnen gelingen könnte, anderen Menschen ein Lob zu zollen und ernst gemeinte Komplimente zu machen, ohne dabei plump und ungeschickt zu wirken. Wobei in diesem Zusammenhang darauf hingewiesen werden muss, dass derjenige, der von einem Menschen mit Autismus ein Lob erhält, sich sicher sein kann, dass diese Äußerung wirklich dem Gefühl des Betroffenen entspricht. Ein autistischer Mensch wird in der Regel keine Komplimente zollen, wenn er sie nicht ernst meint.

Schließlich wird sich vielleicht auch im Hinblick auf die aktuellen Forschungsergebnisse Beratungsbedarf ergeben. So könnte der Mensch mit Autismus sich eines Tages durchaus die Frage stellen, inwieweit die unbestrittene genetische Komponente der autistischen Störung bei bestehendem Kinderwunsch zu berücksichtigen ist. Eventuell ist dann bei dieser schwierigen Fragestellung auch der Rat eines Fachmannes auf dem Gebiet der Humangenetik einzuholen.

Eine Rolle spielen wird möglicherweise auch die Erfüllung der zugeschriebenen Geschlechterrolle in der Gesellschaft und die Identität mit derselben. Hier bestehen bei vielen autistischen Menschen beiderlei Geschlechts doch deutliche Auffälligkeiten. So zeigen viele Mädchen und Frauen mit Autismus ein eher burschikoses Auftreten. Sie haben meist kein Interesse an den Dingen, die anderen weiblichen Personen vergleichbaren Alters gefallen; so beschäftigen sie sich häufig bereits im Kindesalter viel lieber mit Spielzeugautos oder elektrischen Eisenbahnen, Baukästen oder Werkzeugen als mit Puppen, Handarbeitsutensilien oder Schminkkästen. Viele von ihnen haben kein Interesse an Schmuck, Kosmetika oder modischen Röcken und Kleidern. Da jedoch von ihnen als weiblichen Individuen die Beschäftigung mit diesen Dingen in der Regel erwartet wird, kann es sein, dass sie lange mit ihrer Geschlechterzuordnung hadern. Meist wird hier jedoch keine Transsexualität vorliegen, sondern der Wunsch, dem anderen Geschlecht anzugehören, wird sich in späteren Jahren in der Regel verlieren, dann nämlich, wenn die Einflüsse von außen auf den Menschen mit Autismus immer geringer werden und er sein ruhiges, friedliches Dasein mit seinen ganz speziellen Interessen fristen kann, wenn er sich in seiner Freizeit mit den Dingen beschäftigen kann, die ihm eben Spaß machen.

Auch ich wollte früher kein Mädchen sein, da Mädchen meistens Schmuck tragen, mit Puppen spielen oder ganze Serien von Pferdebüchern lesen, aber das alles interessierte mich nicht im Geringsten. So wusste ich beispielsweise nicht, was ich mit einer Puppe hätte anfangen sollen, sie war ein lebloses Spielzeug, und ich konnte nicht verstehen, dass andere Kinder sie so behandelten, als wäre sie ein Lebewesen. Das wäre mir nicht möglich gewesen, und ich hätte auch nicht gewusst, wie ich mich im Kontakt mit einer Puppe hätte verhalten sollen. Die unvermeidlichen realen Kontakte waren schon schwer genug, warum also hätte ich mir noch zusätzliche Kontakte, die mir noch dazu sinnlos erschienen, aufhalsen sollen? Viel interessanter waren für mich dagegen die Modellautos oder -flugzeuge, die meine Brüder zu unterschiedlichen Anlässen geschenkt bekommen hatten. Ich hätte damals einiges dafür gegeben, auch wie sie ein Junge sein zu können, um auch ganz „offiziell" die Rechtfertigung für eine Beschäftigung mit den Dingen zu besitzen, die mir gefielen. Mittlerweile allerdings spielt dies längst keine Rolle mehr, denn heute muss ich mich für meine Interessen nicht mehr rechtfertigen, heute habe ich

*hier eine viel größere Freiheit, die Sachen auszuwählen, die mich auch inte-
ressieren, und damit geht es mir sehr gut.*

Dies alles steht möglicherweise auch im Zusammenhang mit den Ergebnissen
der neueren klinischen Forschung, die den Autismus als eine Extremform der
männlichen Intelligenz postuliert. Aber auch die autistischen Jungen bzw.
Männer haben es aufgrund ihrer Persönlichkeitsstruktur mit ihrer introvertierten, zurückhaltenden Art meist schwer, die ihnen zugeschriebene Rolle als
Mann in der Gesellschaft zu erfüllen, da von Männern in der Regel gewisse
Persönlichkeitsmerkmale wie Durchsetzungsvermögen, Abenteuerlust etc.
verlangt werden, die der Betroffene meist nicht besitzt. Diese Auffälligkeiten
der Betroffenen beiderlei Geschlechts im Hinblick auf ihre Geschlechtsiden-
tität sind noch relativ selten in der entsprechenden Fachliteratur thematisiert.
Es erscheint aber durchaus sinnvoll und auch notwendig, sich in Zukunft
auch hiermit verstärkt zu beschäftigen, da sich durch die Unfähigkeit zur
Erfüllung der bestehenden gesellschaftlichen Erwartungen, aber auch durch
die möglicherweise gar nicht so selten bestehende Problematik im Hinblick
auf die Identifikation mit dem eigenen Geschlecht doch einige Probleme ergeben könnten, die dann in der Therapie von Menschen mit Autismus eine
nicht unwesentliche Rolle spielen müssten.

Ein wichtiger Punkt wird das Erkennen von psychiatrischen Begleiterkrankungen betreffen, die sich auch während der therapeutischen Behandlung
entwickeln können. Hierzu gehören insbesondere depressive Zustandsbilder
oder Angststörungen, auch seltene psychotische Episoden sind möglich. Es
sei hierzu auch auf das Kapitel „Krisensituationen" verwiesen, jedoch erscheint es auch an dieser Stelle wichtig zu betonen, dass das Übersehen solcher
manifester Zweiterkrankungen und die Verzögerung in der Einleitung einer
spezifischen Behandlung für den betroffenen Menschen mit Autismus viel
Leid bedeuten kann. Wert legen sollte man auch auf das rechtzeitige Erkennen
eines möglichen Substanzmittelkonsums mit der eventuellen Entwicklung
eines abhängigen Verhaltens, denn einige Betroffene geben immer wieder an,
in Selbstversuchen gemerkt zu haben, dass sie zumindest kurzfristig ihre Probleme durch den Konsum von Alkohol oder verschiedenen Drogen viel besser
im Griff hätten. Dass sie sich dadurch jedoch erhebliche zusätzliche Probleme
schaffen und die ursprünglichen keinesfalls gelöst haben, scheint ihnen dabei
nicht bewusst zu sein, der Blick ist in der Regel meist nur auf den kurzfristigen
vermeintlichen Gewinn an Wohlbefinden und Lebensqualität gerichtet. Hier
ist eine möglichst frühzeitige Intervention am ehesten Erfolg versprechend,
gleichzeitig sollten solche gemeldeten Erfolge aber auch die Industrie dazu
ermutigen, ihre Suche nach Substanzen ohne Abhängigkeitspotential zur medikamentösen Unterstützung der Betroffenen zu intensivieren, da es offensichtlich durchaus möglich ist, durch gezielte Beeinflussung der Überträger-
stoffe des Gehirns eine Verbesserung zumindest einiger mit dem Autismus
assoziierter Beeinträchtigungen zu erreichen.

Nicht vergessen werden darf, dass autistische Menschen sich häufig auch
vermeintlich selbstverständliche Dinge mühsam aneignen müssen, die für

andere Menschen ohne Schwierigkeiten quasi „nebenbei" durch Imitationsverhalten oder intuitiv zu erlernen sind. Sie arbeiten oft sehr viel und sehr hart an sich, während nicht autistische Gleichaltrige schon lange ihre Freizeit genießen. Ihr ständiges Bemühen um Verbesserungen darf keinesfalls unterschätzt und muss entsprechend gewürdigt, aber auch weiter gefördert werden, kann doch durch eine dem jeweiligen Menschen angepasste spezielle Förderung nicht zuletzt auch eine kostenaufwändige stationäre Behandlung oft hinausgezögert oder sogar ganz vermieden werden, was nicht nur die Lebensqualität des Betroffenen verbessert, sondern auch die Kassen des Gesundheitswesen entlastet.

Bedacht werden muss aber natürlich auch, dass es DEN autistischen Menschen nicht gibt. Jeder Betroffene ist einzigartig, hat eigene Fähigkeiten und Vorlieben, eigene Ängste und Schwierigkeiten, eigene Wünsche, Anliegen und Ziele für die Behandlung und für sein Leben. Neben vielen Gemeinsamkeiten gibt es noch viel mehr Unterschiede. Es werden daher nicht alle in diesem Buch vorgestellten Themenbereiche für alle Betroffenen gleich wichtig sein, eine allgemein gültige Richtlinie zu geben ist leider nicht möglich. Es wird sich daher lohnen, für jeden einzelnen Patienten ausreichend Zeit zu investieren, um eine individuell auf ihn zugeschnittene Behandlung mit einem für ihn optimalen Ausgang zu finden. Dies wird aber auch die Bereitschaft beinhalten, den Patienten zwar in sämtlichen Maßnahmen zur Verbesserung seiner Situation zu unterstützen, darüber hinaus jedoch nicht zu vergessen, ihn in seiner Einzigartigkeit und mit all seinen Eigenarten, ihn in seinem Anderssein dennoch zu akzeptieren und ihm mit Respekt und Würde zu begegnen, damit er die Erfahrung machen kann, „auch unter seinen Voraussetzungen anerkannt zu werden, verstanden zu werden oder überhaupt erst einmal verständlich zu sein" (Grothues, 1999, S. 70). Nur dann wird es ihm möglich sein, sich auf die Behandlung einzulassen.

Auch meine Therapeutin hält eine solche Haltung gegenüber dem Patienten mit einer jederzeit respekt- und würdevollen Behandlung für sehr wesentlich, und möglicherweise war das der Grund dafür, weshalb es ihr bereits nach kurzer Zeit gelungen ist, mein Vertrauen zu gewinnen. Sie konnte sich auf mich als Person einlassen, ich musste mich bei ihr nicht „verstecken", sie hat mich so akzeptiert, wie ich war und mir dadurch großen Stress genommen. Sie ist mir in der Therapie eine verlässliche Partnerin geworden.

Therapieziele und unerfüllbare Wünsche

Die Ziele der therapeutischen Behandlung werden gemeinsam mit dem betroffenen Menschen festgelegt. Sie sind abhängig von dessen Entwicklungsstand und Intelligenzniveau, dem Ausmaß der bestehenden Verhaltensstörungen, der subjektiven Beschwerdesymptomatik des Betroffenen, von eventuellen Begleiterkrankungen und den individuellen Wünschen und Bedürfnissen des Menschen mit Autismus, natürlich aber auch von der Reaktion und dem Erleben seiner Umwelt, insbesondere seiner unmittelbaren Bezugspersonen. Die Behandlungsziele sollten positiv und so konkret wie möglich formuliert werden. Für langfristige Ziele sind dabei eventuell kurz- und mittelfristige Zwischenetappen festzulegen, die angenehm erscheinen und zum Weiterarbeiten motivieren sollen, weil die Fortschritte dann deutlicher zu spüren sein werden. Maßstab für den Erfolg darf aber nicht nur die ökonomisch erbrachte Leistung sein, sondern vor allem auch die Frage, ob es dem autistischen Menschen gelingen kann, sein Leben authentisch zu gestalten, also seine eigenen Wünsche und Erlebniswerte auch zu leben.

Allgemein wird das Ziel in der Regel in einer möglichst umfassenden Persönlichkeitsentwicklung bestehen mit der Entwicklung bzw. Verbesserung der sozialen, sprachlichen, emotionalen, kreativen, kognitiven und lebenspraktischen Fähigkeiten des Betroffenen und damit in der Verbesserung seiner Lebens- und Arbeitsbedingungen, seiner zwischenmenschlichen Beziehungen sowie insgesamt seiner Lebensqualität und seines emotionalen Wohlbefindens.

Die Grenzen des Machbaren sind dabei bei jedem Menschen unterschiedlich zu ziehen, sie hängen natürlich ebenfalls von den oben beschriebenen Faktoren ab, aber auch von der Qualität der therapeutischen Beziehung, vom Engagement, der fachlichen Kompetenz und den persönlichen Ressourcen des Therapeuten, die selbstverständlich auch bei bestem Willen nicht unbegrenzt sein können. Auch die Faktoren Zeit, Erreichbarkeit und Verfügbarkeit des Therapeuten sowie die Art der Finanzierung der Therapie werden beeinflussend wirken.

Eine wichtige Regel, die nicht vergessen werden darf, besteht außerdem darin, dass jedes therapeutische Handeln eine Grenze in der Selbstbestimmung und Menschenwürde des Patienten findet. Dies gilt selbstverständlich auch für die Arbeit mit autistischen Menschen.

Trotz aller gemeinsamen Bemühungen wird es bei jedem Betroffenen in der Therapie regelmäßig auch um Verzicht und nachfolgend um Trauerarbeit gehen, da der Patient tagtäglich immer wieder an seine Grenzen stoßen wird. Er wird allmählich erkennen, dass er auf vieles, was er bei seinen Mitmenschen vor allem im zwischenmenschlichen Bereich mit völliger Selbstverständlichkeit verwirklicht sieht, lebenslang wird verzichten müssen, und er wird auf diese Erkenntnis möglicherweise mit großer Traurigkeit und Enttäuschung, vielleicht auch mit Resignation oder gar Depressivität reagieren.

Oft geht es mir gut mit meiner Situation, ich genieße mein ruhiges, friedliches Leben, die Zeiten, in denen ich ganz bei mir sein und alles um mich herum vergessen kann, in denen ich alle Hektik und allen Lärm der Welt außen vor und an mir abprallen lassen kann. Ich genieße dann meine schönen Hobbys, die Natur und viele schöne Kleinigkeiten, die mir gefallen, ich danke dafür, dass ich die Möglichkeit habe, sie zu erkennen und mich daran zu erfreuen. Dann allerdings gibt es leider immer wieder auch solche Zeiten, in denen es für mich sehr schwer ist, in denen ich erkenne, was mir alles fehlt und was mich von anderen Menschen in meinem Alter unterscheidet, vor allem aber, welch große Abweichung von den Dingen besteht, die ich für mich einst als die Ziele meines Lebens, als die Schlüssel zu meinem persönlichen Glück definiert hatte. Diese Erkenntnis frustriert mich immer wieder sehr, und ich brauche dann die Hilfe meiner Therapeutin, um diese Zeiten durchzustehen und trotz allem immer wieder nach vorn blicken zu können.

Ermutigen Sie ihren Patienten in schwierigen Zeiten immer wieder neu zur Geduld und zur Weiterarbeit, und verweisen Sie eventuell darauf, dass Sie andere Patienten mit ähnlich gelagerter Problematik kennen, bei denen spürbare Erfolge auch erst nach längerer Therapiedauer eingetreten sind. Dies sollte aber nur in solchen Situationen geschehen, in denen Sie auch selbst die gewünschten Erfolge für zumindest einigermaßen realistisch halten. In allen anderen Fällen ist es vielmehr nötig, den Betroffenen in der Erkenntnis zu unterstützen, dass ihm aufgrund seiner vielfältigen Schwierigkeiten natürliche Grenzen gesetzt sind, ihm zu helfen, seine unerfüllbaren Wünsche und Erwartungen für sein Leben zu betrauern, ihn bei dem Trauerprozess des Abschiednehmens von diesen Hoffnungen zu begleiten und sich mit ihm gemeinsam verstärkt der Realisierung erfüllbarer Wünsche zuzuwenden. Es wird einige Zeit dauern, bis der Schmerz, den das Wissen um eine autistische Behinderung mit sich bringt, „allmählich in eine ruhige Traurigkeit übergeht, die im Hintergrund bleibt" (Aarons u. Gittens, 1994, S. 11), bis der Betroffene schließlich in der Lage sein wird, sich mit seinen besonderen Qualitäten und Fähigkeiten, aber auch mit seinen Schwächen und Unzulänglichkeiten abzufinden und sich auch selbst anzunehmen. Speziell in dieser Zeit wird er die Unterstützung seines Therapeuten benötigen.

Ist dieses wichtige Therapieziel erreicht, kann es sinnvoll sein, denjenigen Patienten, der sich zumindest schriftlich gut ausdrücken und seine Gedanken einigermaßen reflektieren kann, auch um seine Mithilfe für andere Menschen mit Autismus zu bitten, speziell für diejenigen, die sich nicht ausreichend mitteilen können und deshalb oftmals sehr viel Unverständnis seitens der Umgebung ausgesetzt sind. Eine solche Mitarbeit kann in Form von Schriftstücken oder Vorträgen, Leserbriefen auf entsprechende Zeitungs- oder Zeitschriftenartikel sowie Fernsehreportagen bestehen, sie kann durch die Gestaltung einer eigenen Homepage im Internet, die Herausgabe einer Zeitschrift und auf vielfältige andere Weise geschehen. Immer wieder werden auch von Vereinen und Verbänden, die sich mit dem Autismus beschäftigen und sich für Menschen mit Autismus einsetzen, Beiträge von Betroffenen für verschiedene Publikationen gesucht, die zu einem wachsenden Bekanntheitsgrad der autistischen Störung und zur Entwicklung von immer besser auf die Bedürfnisse der betroffenen Personen selbst abgestimmten Hilfsmaßnahmen, vor allem aber zu mehr Verständnis seitens der Gesellschaft für diese Art der Behinderung beitragen können. Auch für die Fachwelt scheinen die Eigenaussagen der Betroffenen immer größere Bedeutung zu erlangen: „Wir verdanken ihnen ein verbessertes Verständnis der Besonderheiten im Denken und Handeln dieser Personen, das uns hilft, in jedem Arbeitskontext – ob Schule oder Therapie – den Bedürfnissen von Menschen mit Asperger-Syndrom besser gerecht zu werden" (Lechmann u. Eckert, 2006, S. 147).

Bitte motivieren Sie Ihren Patienten zu einem solchen Schritt, wenn er dazu bereit und in der Lage zu sein scheint. Viele Menschen mit Autismus haben das besondere Potential, so zum Sprachrohr für die „Leidensgenossen" zu werden, die sich nicht ausreichend mitteilen können, und dadurch aktiv an der Gestaltung einer lebenswerten Gesellschaft mitzuwirken. Und eigentlich stehen sie gewissermaßen hier auch ein Stück weit in der Verantwortung, denn auch Menschen mit einer Behinderung haben Pflichten und dürfen sich nicht nur auf ihrem Nachteilsausgleich ausruhen. Schließlich kann es aber auch für viele Betroffene eine tiefe Befriedigung darstellen, auf diese Weise einen Teil der Hilfe, die sie selbst erhalten haben, später für andere zur Verfügung zu stellen. Dies kann eine große Herausforderung für sie darstellen und ihnen Lob und Anerkennung einbringen, dies kann ihr Leben bereichern und daher trotz vieler unerfüllbarer Wünsche auch bei ihnen zu einem befriedigenden und ausgefüllten Dasein beitragen.

Mein Vortrag bei der großen Autismus-Bundestagung des Bundesverbandes Autismus Deutschland in Leipzig im September 2005 kam sehr gut an, es gab langen Applaus, und viele Leute haben mir anschließend gesagt, es sei sehr interessant gewesen, was ich erzählt hatte. Das hatte mich sehr gefreut, aber es war mir zugleich auch alles ein bisschen zu viel. Es waren etwa 1200 Zuhörer gewesen, und ich hatte vieles von dem, was nach meinem Vortrag passiert war, nicht verstanden. So hatte ich schon während meines Referats gemerkt, dass viele Zuhörer angefangen hatten zu weinen. Das irritierte mich sehr, und ich wusste nicht, ob ich aufhören sollte, denn ich wollte mein Publikum ja nicht traurig machen mit dem, was ich sagte. Genauso fühlte ich mich auch im Anschluss an mein Referat, als manche Zuhörer Tränen in den Augen hatten, während sie ans Mikrofon traten und sich bei mir bedankten.

In den Nächten vor meinem Vortrag hatte ich nicht viel schlafen können, weil ich so aufgeregt war, und ich hatte gedacht, das würde danach besser werden, aber dann habe ich in der auf die Veranstaltung folgenden Nacht überhaupt nicht geschlafen. Ich war zu aufgedreht und viel zu überwältigt von all den Eindrücken. Zum Glück hatte ich danach noch eine Woche Urlaub, es war gut, dass ich mich dafür entschieden hatte. Ich hatte diese Aktion völlig unterschätzt, wie mir meine Therapeutin später bestätigte, als wir darüber sprachen. Es waren einfach zu viele Emotionen, die auf mich einströmten, ich konnte sie kaum einordnen und bewältigen, zog mich viel in mich zurück und schottete mich ab. Anders wäre diese Zeit wohl kaum zu ertragen gewesen. Ich fühlte mich häufig „überreizt" und musste nach Möglichkeiten suchen, mich zu beruhigen. Es passierte wiederholt, dass mir auch die Bettdecke schon Schmerzen bereitete, wenn sie auf mir lag. Das war sehr unangenehm und schwer zu ertragen. Ich musste versuchen, mich etwas von den Emotionen zu lösen, die auf mich einströmten und die ich doch kaum beschreiben konnte. Es war eine sehr schwierige, zugleich aber auch sehr schöne

Zeit für mich, denn natürlich hatte ich mich sehr gefreut über die vielen positiven Reaktionen, die es nach meinem Vortrag gab. Ich wurde mehrfach nach dem Vortragstext gefragt und zu verschiedenen Veranstaltungen und weiteren Vorträgen eingeladen. Am meisten gefreut habe ich mich aber über die Reaktionen von einigen Zuhörern, die mir sagten oder schrieben, sie könnten autistische Menschen nun sehr viel besser verstehen. Das war das größte Lob, das schönste Geschenk für mich, und ich wusste seit diesem Zeitpunkt, dass es richtig gewesen war, diesen Schritt zu gehen. Ich habe viel riskiert dabei und große Anstrengungen auf mich genommen, denn natürlich war es brutal schwer, vor einem solch großen Publikum zu sprechen, aber die Mühe hat sich ohne jeden Zweifel gelohnt. Ich habe etwas für andere Menschen mit Autismus tun können, und das war trotz aller Schwierigkeiten ein sehr gutes Gefühl gewesen. Es hat mir unendlich viel gegeben.

Oft denke ich seither tatsächlich, dass auch ich es vielleicht eines Tages schaffen könnte, ein befriedigendes Leben zu haben, auch ohne eine eigene Familie, ohne Kinder oder Partner, auch in der Einsamkeit. Aber zu anderen Zeiten ist es immer wieder auch sehr schwer. Und ich glaube, so wird es wohl auch bleiben. Tief in mir wird es immer Wünsche geben, aber irgendwie werde ich es schaffen, mit meinen Einschränkungen zu leben. Befriedigend zu leben.

Es bleibt zu hoffen, dass schließlich irgendwann auch in der Behandlung Ihres Patienten mit Autismus Folgendes deutlich werden wird: Am Ende eines langen, beschwerlichen und entbehrungsreichen Weges scheint häufig ein Licht, und nicht selten scheint es heller, als man es je für möglich gehalten hätte. Dass es gelingen möge, dieses Licht gemeinsam aufzuspüren, ist der große Wunsch der Autorin für alle Menschen mit Autismus und für all die lieben Menschen, die sich um diese sorgen.

Spezieller Teil

Wichtige Themen in der Therapie

Freundschaft und Beziehungen

Einige autistische Menschen sind mit ihrem ruhigen und einsamen Leben zufrieden und machen sich nie Gedanken über eine Beziehung zu anderen Personen oder vermeiden diese sogar. Die meisten Betroffenen jedoch erhoffen sich zumindest zeitweise eine wie auch immer geartete Beziehung. Viele von ihnen sind unglücklich und depressiv, fühlen sich einsam und wünschen sich gute Freunde ebenso wie eine Paarbeziehung und eine Erfüllung ihrer sexuellen Bedürfnisse.

Dies sind Themen, die lange Zeit fast völlig vergessen schienen, denen sich nun allmählich aber auch Fachleute zu nähern beginnen. Immerhin gibt es für den betroffenen Menschen selbst wohl kaum einen wichtigeren Bereich als den der Freundschaft, und viele Betroffene bestätigen diese Ansicht. In einer kürzlich ausgestrahlten Reportage über mehrere erwachsene Personen mit Autismus, die in einer Tagesklinik in Franken behandelt werden, äußerten alle Befragten, dass sie sich einsam fühlten, sie alle antworteten auf die Frage, was sie sich für ihr Leben wünschten, mit den Worten „einen verständnisvollen Freund" beziehungsweise „eine Freundin". Es ist daher wichtig, auch diese Wünsche von Menschen mit Autismus in der Therapie nicht zu vergessen und sich ihnen zu stellen.

Wenn sich der Betroffene zumindest zeitweise eine Beziehung wünscht, so wird er möglicherweise umfangreiche Unterstützung dabei benötigen, sowohl was das Erleben betrifft als auch bei der ganz praktischen Vorgehensweise, vielleicht auch bereits beim Knüpfen von Kontakten. Häufig muss hier bei den grundlegenden Dingen begonnen werden, meist kann nicht so gearbeitet werden, wie es dem Alter des betroffenen Menschen entspräche.

So ist es auffällig, dass Menschen mit Autismus häufig bereits eine andere Definition des Begriffs „Freund" bzw. „Freundin" haben, als dies üblicherweise der Fall ist. Es werden beispielsweise Personen, die sich gegenüber dem Betroffenen freundlich verhalten, ihn vielleicht lediglich gelegentlich grüßen, manchmal als Freunde angesehen, oder aber es werden solche Menschen genannt, deren praktische Eigenschaften für den Autisten wichtig sein könnten. Dies alles führt natürlich zu Missverständnissen, die aufzuklären manchmal sehr schwierig sein kann.

Was aber ist denn nun tatsächlich „ein Freund"? Wie kann man ihn definieren? Was wünscht man sich von einer Freundschaft?

Sicher würde jeder Mensch diese Fragen anders beantworten, weil jeder andere Vorlieben, Erwartungen und Ziele haben wird. Das, was viele von einem guten Freund erwarten werden, ist sicher, dass dieser ihre Sorgen und Nöte lindern helfen und mit ihnen ihre Freuden teilen möge.

Die Existenz einer Freundschaft ist im Leben der Menschen in Deutschland so wichtig wie nie zuvor. Vier von fünf Deutschen erklären heute, sie hätten gute Freunde, meist sogar mehrere davon, und jeder Vierte von ihnen gibt an, er stehe fast täglich mit einem seiner Freunde im Kontakt (Hecht, 2005).

Ein Merkmal einer guten Freundschaft sollte sicher ihre Ehrlichkeit sein. Von einem Freund erwartet man auf eine Frage eine ehrliche Antwort und kann dabei durchaus auch etwas Kritik vertragen. Man erhofft sich ein echtes Interesse des Gegenübers an der eigenen Person, außerdem Anteilnahme, Verständnis, Hilfsbereitschaft, Offenheit, zugleich aber auch Vertrautheit und Verschwiegenheit, Verlässlichkeit und auch eine gewisse Flexibilität, insbesondere dann, wenn eine krisenhafte Zuspitzung der aktuellen Lebenssituation einen spontanen Kontakt nötig macht, und das Gegenüber wird umgekehrt natürlich ebenfalls dieselben Eigenschaften erwarten. Freundschaft ist stets freiwillig, kann nicht erzwungen werden und ist, wenn man all diese soeben erwähnten Eigenschaften zusammenfasst, sehr anspruchsvoll. Wenn man dies alles genau bedenkt, dann ist es nur zu verständlich, wie schwer dies alles für Autisten zu verstehen und zu erfüllen ist. Man vergesse nicht, dass auch bei nicht autistischen Menschen oft Unklarheit beispielsweise über die „Rangliste" der Freunde besteht. So denkt eine Person vielleicht, sie sei der beste Freund des anderen, für diesen selbst spielt sie aber möglicherweise lediglich eine Nebenrolle.

Verlassen wir diese allgemeinen Überlegungen nun und wenden uns den Erfahrungen sowie den spezifischen Bedürfnissen und Problemen von Menschen mit Autismus in den unterschiedlichen Altersstufen und Situationen zu.

Bereits im Kindesalter haben autistische Menschen meist nur wenige oder aber gar keine Freunde, sie ziehen häufig das Zusammensein mit ihnen ungefährlicher erscheinenden Erwachsenen vor. Andere Kinder wirken oft störend, auch deshalb, weil sie für das autistische Kind unberechenbar sind und seinem Wunsch nach Ordnung im Wege stehen: „Spaß machte es, Dinge aufzustellen und zu dekorieren. Vielleicht war dieser Wunsch, die Dinge lieber zu ordnen als damit zu spielen, der Grund dafür, dass ich nie großes Interesse an meinen Spielgefährten hatte. Sie wollten immer die Dinge benutzen, die ich so sorgfältig platziert hatte" (Willey, 2003, S. 22). Meist leidet das autistische Kind zu diesem Zeitpunkt jedoch noch nicht unter seinem Alleinsein und ist damit recht zufrieden. Es scheint nicht zu wissen, wie man mit Gleichaltrigen umgeht, und es scheint auch noch keine besondere Motivation dazu zu haben. Im Gegenteil, die Bemühungen vieler Eltern, ihrem Kind durch Einladungen Gleichaltriger Freunde oder zumindest gelegentliche Spielgefährten zu verschaffen, sind für dieses oft kaum auszuhalten.

Während meiner Schulzeit versuchten meine Eltern mich immer wieder zu ermutigen, ich solle doch auch einmal ein paar Kinder aus meiner Klasse zu mir zum Spielen einladen, aber ich wusste nicht, welche von meinen Klassen-kameraden ich auswählen und wie ich sie fragen sollte, ob sie Lust hätten, mich zu besuchen. Vor allem aber hätte ich nicht gewusst, was ich mit ihnen dann hätte machen sollen, ich fand sie laut und unberechenbar und hatte ständig Angst vor ihnen. Also blieb ich fast immer allein, und damit ging es mir besser. Einsam wäre ich ja auch dann gewesen, wenn ich andere Kinder um mich herum gehabt hätte, denn es wäre mir sicher nicht gelungen, eine wirkliche Gemeinsamkeit mit ihnen herzustellen.

Susanne Schäfer beschreibt Ähnliches in ihrem Buch „Sterne, Äpfel und rundes Glas“: „Die Eltern versuchten alles Mögliche, mich mit anderen Kindern zusammen zu bringen (...). Sicher war es nur mit den besten Absichten, aber für mich war es der Horror (...). Selbst wenn ich mit Nachbarskindern zusammen war, so war ich auch – oder gerade dann – allein“ (Schäfer, 1997, S. 57).

Es war mir damals auch noch kaum möglich gewesen, mich auf ein gemein-sames Spiel einzulassen, zumindest dann nicht, wenn die Gefahr bestand, dass es möglicherweise anders hätte verlaufen können, als ich es vorher für mich geplant hatte. Mein Favorit war das „Memory-Spiel“ gewesen, das ich in jeder freien Minute mit meinen Eltern spielen wollte, immer mit denselben, längst abgegriffenen Karten, die ich zum Teil bereits anhand der Rückseite erkannte, und immer mit der Gewissheit, dass ich auch diesmal wieder gewinnen würde. Dieses Spiel wäre mir auch mit Gleichaltrigen möglich gewesen, aber das wäre für die anderen Kinder so sicher nicht in Ordnung gewesen, da sie es wohl auch ein Stück weit nach ihren eigenen Wünschen und Vorstellungen hätten gestalten wollen.

Hier besteht dann ein echtes Dilemma, das häufig leider nicht zu lösen ist, weshalb die meisten autistischen Kinder im Vorschul- und Schulalter meist allein bleiben.

Schwierig für vom Autismus betroffene Kinder kann es sein, wenn sie mit-bekommen, dass Verwandte oder Bekannte ihnen gegenüber betonen, wie nett und freundlich ihre Geschwister sind, über sie selbst jedoch kein Wort verlieren.

Vielleicht realisieren sie dies aber auch erst viel später, wie es auch bei mir der Fall war. Auch heute noch kommt es bei Familienfeiern ab und zu vor, dass meinen Eltern gesagt wird, sie hätten aber zwei nette Söhne. Das trifft mich dann immer sehr, auch wenn ich natürlich weiß, dass meine beiden Brüder freundlich und höflich sind.

Das Jugendalter ist natürlich für fast alle Leute eine nicht gerade leichte Zeit, aber Menschen mit Autismus haben zusätzlich noch mit weiteren Schwierig-keiten zu kämpfen. Es wird dem jungen Menschen zu diesem Zeitpunkt all-mählich bewusst, dass er anders ist als seine Altersgefährten und dass er von diesen gemieden und abgewiesen wird. Es gelingt ihm jedoch meist nicht, die Gründe hierfür zu erkennen und herauszufinden, was er tun müsste, um mehr soziale Anerkennung zu erhalten und um dazugehören zu dürfen: „Es dämmerte mir schlagartig: Ich war anders als alle anderen. Jetzt wusste ich, was los war. Ich war nicht wie die Leute, die ich kannte. Ich fragte mich, ob irgendjemand sonst sich so allein auf der Welt fühlte?" (Newport u. Newport, 2005, S. 33).

Das Bedürfnis des Menschen mit Autismus nach sozialen Kontakten wächst in der Regel mit zunehmendem Alter, aber gleichzeitig wird es für ihn jetzt ungleich schwerer, Freunde zu finden, denn in dieser Phase der Entwicklung beruhen Freundschaften nicht mehr nur auf dem gemeinsamen Spiel oder auf anderen gemeinsamen Interessen, wie dies zuvor der Fall gewesen war – und selbst das war für vom Autismus betroffene Menschen schon schwer genug. Jetzt kommt als zusätzliche Dimension hinzu, dass insbesondere intensive, vertraute Gespräche verlangt werden, die von Gefühlen, Erfahrungen und Interessen geprägt sind, also eine wesentlich größere Offenheit im Kontakt erfordern. Das können Menschen mit Autismus in der Regel nicht leisten. In dieser Zeit entwickeln daher viele von ihnen eine manifeste Depression, da eine Freundschaft für sie in unerreichbare Ferne gerückt scheint, der Wunsch nach solchen Beziehungen zugleich jedoch stärker wird.

Zum einen sind es die formalen Schwierigkeiten, die dem Jugendlichen mit Autismus einen Kontakt mit Gleichaltrigen erheblich erschweren. Er hat in der Regel Probleme im sprachlichen Bereich. So versteht er Redewendungen, Sprichwörter und Witze meist wörtlich, er spricht möglicherweise in einem monotonen Tonfall oder in einer nicht angemessenen Lautstärke, er ist eingeschränkt in seinen nonverbalen Ausdrucksmitteln wie Blickkontakt und Körpersprache und wirkt dadurch häufig förmlicher oder gefühlloser, als er in Wirklichkeit ist. Eine monotone Sprechweise kann den Gesprächspartner langweilen und dadurch ein Nachlassen seiner Aufmerksamkeit bewirken. Der mangelnde Blickkontakt hingegen kann von anderen als ein Zeichen für Ängstlichkeit oder Schüchternheit interpretiert werden, wird bei diesen jedoch noch häufiger ein Gefühl des Ausweichens, der Abwendung und des Desinteresses hinterlassen. Menschen, die wenig Blickkontakt suchen, werden zudem oft als weniger attraktiv und weniger interessant empfunden als Personen, die über stärker ausgeprägte Kompetenzen in diesem Bereich verfügen (Jaumeandreu, 1999).

Auch ich weiß heute, dass ich im Kontakt oft abweisend und unnahbar wirke. Das war mir bis vor wenigen Jahren noch nicht bewusst gewesen, ich habe es erst durch meine Therapeutin erfahren. Das war sehr wichtig für mich, denn nur so habe ich die Möglichkeit, mich hier durch Training zu verbessern, und nur so kann ich zumindest ansatzweise versuchen zu verstehen, weshalb sich immer wieder Leute von mir abwenden. Jahrelang war mir das ein völliges Rätsel gewesen und hat mich sehr frustriert.

Die meisten sozialen Kontakte werden ja gerade durch Blickkontakte vorbereitet und eingeleitet. So ist der autistische Mensch, der über dieses Mittel der Kontaktaufnahme nicht voll verfügt, schon von Anfang an bei der Herstellung von Beziehungen erheblich beeinträchtigt. Er kann außerdem auch Probleme haben, sich an Wörter zu erinnern, oder aber Schwierigkeiten mit der Koordination der Sprechmuskeln, insbesondere nach längerer Zeit, in der er nur wenig gesprochen hat. Einige autistische Menschen schließlich sind der Sprache überhaupt nicht mächtig, für sie ist es natürlich besonders schwierig, sich bemerkbar zu machen.

Probleme gibt es auch beim Erkennen der Mimik und der Gesichtsausdrücke anderer Leute. Es erscheint wichtig, hierfür Hilfen zu entwickeln beim Lernen, „welche mimischen und sprachlichen Ausdrucksformen freundliche Kontaktbereitschaft signalisieren und bei welchen das Gegenteil der Fall ist" (Rollett u. Kastner-Koller, 2001, S. 62).

Besonders auffällig sind jedoch die mangelnde Fähigkeit des Menschen mit Autismus zum wechselseitigen Austausch von Gedanken, Absichten und Empfindungen sowie seine plumpen und ungeschickten, naiv und kindlich erscheinenden und daher häufig zunächst irreführenden Versuche der Kontaktaufnahme. Die zunächst nur unverbindliche, „spielerische" Beziehungsaufnahme beherrscht der Betroffene oft nicht. Er kann sich nur sehr begrenzt auf Mitmenschen oder auf verschiedenste soziale Situationen einstellen und ist in der Durchsetzung seiner Wünsche oft rücksichtslos. So freut er sich möglicherweise am Ärger anderer und hat nur wenig Gespür für zwischenmenschliche Distanz oder auch für Humor. Spaß versteht er nur selten.

In den sozialen Interaktionen sind verschiedene Fähigkeiten gefordert, die die meisten Menschen kennen, ohne sie erlernen zu müssen. Autistische Menschen dagegen müssen sich diese mühsam aneignen. Dazu gehören auch so vermeintlich einfache Dinge wie Körperpflege oder eine der Situation angemessene Garderobe.

Ich erinnere mich sehr gut daran, dass ich auf der Abschlussfeier des Studiums meines Bruders vor wenigen Jahren in Jogginghose und Birkenstock-Sandalen erschienen bin. Es war warm, ich fand diese Kleidung bequem und praktisch und hatte nicht daran gedacht, dass es damit ein Problem geben könnte. Mein Bruder aber schimpfte deswegen sehr, ich glaube, er schämte sich für mich, was mir leid tat. Es war keinesfalls meine Absicht gewesen, ihn zu verärgern.

Diese und weitere Schwierigkeiten werden in der Therapie von Menschen mit Autismus zur Sprache kommen müssen. In den meisten Fällen wird man sich dabei auch mit der Gesprächsführung, sowohl mit der Einleitung eines Gespräches als auch mit dessen Aufrechterhaltung, befassen müssen. Dem Betroffenen fällt es meist schwer, unter irgendeinem Vorwand eine Unterhaltung zu beginnen, er bevorzugt in der Regel den direkten Kontakt, die unverblümte Mitteilung seiner Motivation und seiner Absichten im Hinblick auf das Gespräch. Aus diesem Grund wird er meist kein Verständnis dafür aufbringen können, dass andere Menschen nur des Kontaktes wegen, nicht jedoch aus meteorologischem Interesse, eine Begegnung mit einem Gespräch über das Wetter einleiten oder dass sie auf die Frage nach dem Befinden ihres Gegenübers keinen exakten medizinischen Zustandsbericht erwarten. Es sollte mit dem Betroffenen geübt werden, einen Kontakt weniger direkt einzuleiten und zunächst zu versuchen, mit seinem Gesprächspartner über andere Dinge ins Gespräch zu kommen. Die Schwierigkeiten beginnen dabei oft bereits mit der Wahl eines Gesprächsthemas:

„Ich weiß, Kontakte sind einfacher, wenn sie mit einem Gespräch über ein gemeinsames Interesse beginnen. Aber worüber könnte man mit einem Gesprächspartner reden? Meine Mitschülerinnen und später meine Studienkolleginnen haben oft stundenlang über Schmuck, Kleidung, Freundschaften, Jungs oder ein ähnliches Thema gesprochen oder aber über Musik, Kino, Literatur und anstehende Veranstaltungen. An diesen Gesprächen hätte ich mich nie beteiligen können. Besonders schwer jedoch war es für mich, wenn meine Klassenkameradinnen sich über irgendwelche Probleme unterhielten. Dann wusste ich oft gar nicht, was ich tun sollte, ich wusste nicht, dass man sich über solche Dinge unterhielt, und es irritierte mich. Oft hatte ich dann das Gefühl, dass ich gar nicht verstanden hatte, worüber gesprochen wurde, und schon gar nicht, was man auf so etwas hätte antworten können. Das war alles so weit entfernt und so unerreichbar. Ich hatte das Gefühl, es verband mich nichts mit anderen Leuten. Die Dinge, die mich interessierten, das waren und sind vor allem Weihnachtsmärkte und das Weihnachtsfest allgemein, die interessierten andere Menschen leider nicht so sehr. Darüber hätte ich schon einiges erzählen können" (Preißmann, 2005, S. 20).

Sinnvoll könnte es sein, sich als Hilfe einige schriftliche Aufzeichnungen über die häufigsten Situationen des sozialen Miteinanders, in die der Betroffene geraten wird, zu machen und sich hierfür jeweils einige verschiedene Sätze zu überlegen, wie in dieser speziellen Lage ein Gespräch eingeleitet werden könnte. Dies sollte ebenfalls aufgeschrieben werden. Es muss jedoch betont werden, dass es sich hierbei natürlich nur um mögliche Anhaltspunkte handeln kann, die einleitenden Worte nicht jedes Mal aufs Neue verwendet werden können und auch nicht in jedem Einzelfall passend sein werden. Dennoch könnten sie eine Hilfe für den autistischen Menschen sein, dem oftmals die Fantasie dafür fehlt, sich solche Einleitungen selbst zu überlegen, der oft gar kein Gespür für die richtige Wortwahl hat und sich so wenigstens an einigen Beispielen orientieren kann. Diese Sätze sollten einfach, unkompliziert und positiver Art sein, also möglichst keine Negativäußerungen enthalten.

Im Hinblick auf den Fortgang der Unterhaltung muss man dem Betroffenen vermitteln, dass es hier meist sinnvoll sein wird, weitere Informationen als nur die in der Frage des Gesprächspartners verlangten zu geben, dass also auch auf klare Fragen in der Regel nicht nur mit einem einzigen Wort geantwortet werden sollte. Auch solche Situationen könnten mit dem Patienten im Rahmen der Behandlung geübt werden, damit er sich in den konkreten Situationen sicherer und kompetenter fühlen kann.

Auch das Ende eines Gesprächs kann erhebliche Schwierigkeiten verursachen. So ist es für viele Menschen mit Autismus nur sehr schwer zu erkennen, wann der richtige Zeitpunkt gekommen ist, einen Kontakt zu beenden, und wie ein adäquates Ende erreicht werden kann, ohne das Gespräch abrupt abzubrechen. Der Betroffene selbst hat in all diese Schwierigkeiten möglicherweise gar keine Einsicht und muss darauf hingewiesen werden, dass das unangemessene Beenden eines Gesprächs auf das Gegenüber unhöflich oder gar kränkend wirken kann.

Um die Ausstrahlung und Wirkung des autistischen Menschen auf seinen Gesprächspartner zu verdeutlichen, können zusätzlich auch Rollenspiele oder aber apparative Hilfen, beispielsweise Videoaufzeichnungen, zum Einsatz kommen. Diese sollten jedoch mit dem Betroffenen vorher abgesprochen werden, um ihn nicht damit zu überrumpeln und zu ängstigen. Anhand der Videoaufnahmen, die man gemeinsam besprechen und analysieren muss, können dann konkrete Hilfen gegeben werden, wie das Verhalten und dadurch auch die zwischenmenschlichen Beziehungen verbessert werden könnten. Dabei wird es insbesondere um die nonverbale Kommunikation gehen, also um Mimik, Gestik, Augenkontakt und Körperhaltung, sowie um die räumliche Distanz, den Abstand zum Gegenüber. Hierbei benötigt der Betroffene umfangreiche Hilfe, denn dies sind Dinge, mit denen er in der Regel große Schwierigkeiten hat. Es wird ihm möglicherweise recht unangenehm sein, sich diese Aufnahmen gemeinsam mit seinem Therapeuten anzusehen und zu erfahren, wie ungünstig er sich manchmal im Kontakt mit einem Gesprächspartner verhält. Dennoch sollte er in diesem wichtigen Bereich zu einer Mitarbeit motiviert werden. Es sollte ihm vermittelt werden, dass durch Übung und Wiederholungen in der Regel eine deutliche Verbesserung seines Sozialverhaltens erzielt werden kann und dass Menschen mit höheren Kompetenzen in diesem Bereich meist wesentlich attraktiver wirken als andere, die diese Dinge nur unzureichend beherrschen (Jaumeandreu, 1999).

Gerade im Hinblick darauf, wie ich auf mein Gegenüber wirke, hätte ich mir zu Beginn der Therapie eine größere Offenheit durch meine Therapeutin gewünscht. So hatte ich in ihrem ersten Brief an meinen damaligen Psychiater, den ich unerlaubterweise heimlich gelesen hatte, erfahren, dass ich zu Beginn auf sie abweisend und feindselig gewirkt hatte. Das hat mich doch ziemlich getroffen. Später erst habe ich Frau S. davon erzählt, wir haben darüber gesprochen, was mir sehr geholfen hat. Es war mir vorher nie bewusst gewesen, wie ich auf andere Menschen wirke, und ich fand es wichtig, etwas darüber zu erfahren. Gleichzeitig war mir natürlich auch nicht bewusst gewesen, dass ich meine Therapeutin durch das Lesen des Briefes enttäuscht hatte, wie sie mir erst kürzlich bestätigte. Es tut mir heute noch sehr leid, dass ich dies getan habe, aber ich hatte damals leider keine andere Wahl gehabt.

Auch scheine ich leider manchmal nicht sehr intelligent zu wirken. Ich habe dies an der Reaktion meiner Ärztin festgestellt, nachdem sie das Manuskript meines Fachvortrags über Freundschaften und Beziehungen bei Menschen mit Autismus im Jahr 2004 gelesen hatte. Danach sagte sie mir, dass sie mir gar nicht zugetraut hätte, einen solch ausführlichen und so gut reflektierten Text zu verfassen, und sie redete auf einmal ganz anders mit mir als vorher, was ich ziemlich belustigt zur Kenntnis nahm.

Das wäre sicher auch ein wichtiger Punkt in der Behandlung, dass man den Betroffenen helfen könnte, im Kontakt etwas kompetenter und intelligenter zu wirken.

Viele autistische Menschen machen sich auch im Erwachsenenalter immer wieder Gedanken über Freundschaften verschiedenster Art, sie fühlen sich oft isoliert und einsam, erkennen die Unterschiede zu gleichaltrigen, nicht behinderten Menschen und stellen frustriert fest, dass ihnen in der Realisierung ihrer Wünsche doch einige Grenzen gesetzt sind, die sich aus ihren massiven Schwierigkeiten heraus ergeben.

Manchmal denke ich mir, ich könnte eine gute Freundin in meinem Alter brauchen, aber ich weiß eben nicht, wie, wo und nach welchen Kriterien ich sie aussuchen sollte. Oft hätte ich so gern eine Freundin, mit der ich verschiedene Dinge besprechen könnte. Ich weiß natürlich, dass ich keine solche Freundschaft haben kann und haben möchte, wie manche andere Leute sie pflegen, dass man sich dauernd trifft und an jedem Wochenende zusammen etwas unternimmt. Das wäre mir viel zu viel, das ist mir klar. Aber ich weiß auch, dass ich zwar oft, aber eben doch nicht immer so ganz allein sein möchte. Ich hätte sehr gern gelegentlich jemanden für ein kurzes, ruhiges Treffen. Aber vielleicht verdienen solche Beziehungen nicht den Namen Freundschaft. Manchmal würde ich wohl nicht einmal jeden Monat einen Kontakt haben wollen, und vielen Leuten wäre das wohl längst nicht genug. Das macht mich immer wieder sehr traurig. Immerhin habe ich im Vergleich zu früheren Jahren sehr hart an mir gearbeitet und viel gelernt, vieles hat sich für mich positiv verändert, und deshalb hatte ich doch damit gerechnet, dass es mir irgendwann vielleicht auch gelingen könnte, Freunde zu finden. Immer wieder fällt mir im Vergleich zu anderen Menschen auf, dass mir schon eine Beziehungsaufnahme kaum möglich ist. Ich wundere mich, wie einfach es für viele Menschen ist, ins Gespräch zu kommen. Oft beobachte ich sie dabei und versuche zu verstehen, wie sie das machen. Manchmal komme ich mir dabei vor wie eine Wissenschaftlerin, die sich in der Nähe der Menschen aufhält und versucht, aus ihren Beobachtungen etwas über ihr Verhalten zu lernen. Kürzlich habe ich am Flughafen eine solche Situation erlebt, als ich mich dort auf eine Bank gesetzt hatte. Neben mir saß eine junge Engländerin, die einen Flughafenmitarbeiter etwas gefragt hatte, ich habe nicht mitbekommen, worum es ging. Er ging weg und kam wieder, die beiden unterhielten sich ein bisschen über verschiedene Dinge, und dann hat er sie bereits gefragt, ob sie sich abends mal treffen wollten, sie haben einen Termin für ein Treffen vereinbart und die Adressen bzw. Telefonnummern ausgetauscht. Ich habe interessiert zugehört, mir dann aber resigniert überlegt, dass mir ein solches Vorgehen wohl niemals möglich sein würde und diese Möglichkeit der Kontaktaufnahme für mich daher ausscheiden wird. Immer wieder denke ich mir dann, dass ich jemanden bräuchte, der mir in ähnlichen Situationen beim Herstellen von Kontakten helfen könnte.

Genauso schwierig ist es für mich, meine wenigen vorhandenen Kontakte auch weiter zu pflegen. Hier ist es nötig, immer wieder zu überlegen, wie oft ich mit wem in Kontakt treten muss, um die Beziehung nicht ganz abreißen zu lassen. Aber ein solches Vorgehen ist sehr anstrengend und natürlich auch mit Fehlern behaftet, dann nämlich, wenn ich für mich entscheide, dass ein kurzer Brief oder eine E-Mail etwa alle drei bis sechs Monate ausreichen müsste, mein Gegenüber dies aber offenbar ganz anders sieht oder ein aktuelles Ereignis kurzfristig eigentlich eine häufigere Kontaktaufnahme erzwingen sollte. Dieser Wunsch, die Kontakte irgendwie zu kontrollieren, ist daher wohl leider zum Scheitern verurteilt, für mich aber wäre diese Möglichkeit sehr wichtig. Bei den wenigen Menschen, die ich ab und zu habe, habe ich daher oft das Gefühl, dass sie mir nach einiger Zeit lockerer Kontakte dann irgendwie leider immer wieder abhanden kommen, ohne dass ich es merkte und ohne dass ich es verhindern könnte. Das frustriert mich dann immer sehr, auch deswegen, weil ich keine Ahnung habe, wie ich dies in Zukunft verbessern könnte.

Die Analyse sämtlicher Schwierigkeiten, die sich im Hinblick auf freundschaftliche Beziehungen bei autistischen Menschen ergeben, wird in der Regel für den Betroffenen nicht sehr positiv ausfallen.

Oft stehe ich abends lange am Fenster, sehe mir die Sterne an und denke mir, dass es irgendwo da draußen doch auch für mich passende Freunde geben müsste. Aber dafür wird es wohl nicht reichen, denn das, was ich anderen bieten kann, ist für diese anscheinend nicht genug, das reicht nicht für eine Freundschaft. Ich kann daher wohl keine Freunde haben. Wenn ich darüber nachdenke, werde ich sehr traurig, lege mich mit meinem Kuscheltier ins Bett und bin froh, dass ich es habe. Aber es kann natürlich keinen Ersatz für einen menschlichen Kontakt darstellen.

Junge Menschen mit Autismus sollten dazu ermutigt werden, Vereinen, Verbänden oder sonstigen Gruppen beizutreten, die mit ihren speziellen Interessengebieten in Verbindung stehen. Dies ist für sie eine sehr gute Möglichkeit, neue Kontakte zu Gleichgesinnten zu knüpfen und auch ein gewisses Gefühl für die Außenwelt zu entwickeln. Fast alle Betroffenen, die in solchen Gruppen oder Vereinen organisiert sind, äußern auf Befragen, dass sie viele Freunde hätten. Natürlich kann man sich über die Qualität dieser Art von Freundschaft streiten, unbestritten ist jedoch die Tatsache, dass der autistische Mensch sich in solchen Fällen ausgefüllt, akzeptiert und zugehörig fühlt, und vor allem darum geht es ihm ja bei seiner Suche nach Kontakten.

Heute bietet sich hierfür natürlich auch das Internet an. Dabei gibt es ja auch die Möglichkeit, dass sich Personen mit ähnlichen Schwierigkeiten in entsprechenden virtuellen Gruppen über ihre Erfahrungen austauschen können. Die psychologische Forschung hat festgestellt, dass Ähnlichkeiten die

Hauptkriterien bei der Wahl eines Freundes sind, daher suchen auch viele autistische Menschen ihre Freunde unter denen, die dasselbe Problem haben. Aus einigen dieser Freundschaften sind auch erfolgreiche Ehen hervorgegangen. Es ist tröstlich, jemanden kennen zu lernen, der in vielen Bereichen dieselben Erfahrungen gemacht hat, der versteht, was man meint. Ein solcher Austausch kann viel Kraft geben.

Vielleicht können sich mehrere Betroffene auch zu einer Art Selbsthilfegruppe zusammenschließen und sich zu regelmäßigen Treffen verabreden. Dann hätte jeder die Möglichkeit, einerseits in einem sicheren und übersichtlichen sozialen Rahmen Freunde zu finden, mit denen er gemeinsam etwas unternehmen könnte, andererseits aber auch eine Menge von den anderen Gruppenmitgliedern im Hinblick auf alltagspraktische Fähigkeiten und über das Verhalten in Gruppensituationen zu lernen sowie mit ihnen Lebenserfahrungen auszutauschen, eine Möglichkeit, die vielen Menschen mit Autismus ansonsten leider fehlt. Die Gruppenmitglieder haben hierbei eine gegenseitige Beratungs- und Informations-, aber auch eine Vorbildfunktion: So können sie bei erfolgreicher Bewältigung von Schwierigkeiten ihren „Kollegen" Hoffnung vermitteln und ihnen Mut machen. Für viele Menschen mit Autismus wird es außerdem eine große Erleichterung sein zu erfahren, dass sie mit ihren Schwierigkeiten nicht völlig allein sind und dass es noch andere gibt, die ebenso denken und fühlen wie sie selbst, die ihnen ähnlich sind. Sie können viel Kraft aus diesen Treffen ziehen und davon enorm profitieren. Vor allem aber wird der Erholungseffekt groß sein:

Ich habe bei den Gruppentreffen immer ein paar schöne, erholsame, stressfreie Stunden, in denen ich entspannen kann, auch dann, wenn ich mich einmal nicht sehr viel beteiligen kann. Ich darf dort ich selbst sein und muss mich nicht verstellen, ich muss mich nicht so anstrengen und kann mich in der Gruppe zugehörig fühlen.

Solche Gruppen für betroffene Menschen haben sich in den letzten Jahren in den verschiedensten Gegenden Deutschlands neu gegründet, was als sehr positiv zu bewerten ist. Auskunft darüber, ob und wo in Wohnortnähe eine passende Selbsthilfegruppe existiert, erhält man bei dem nächstgelegenen Autismus-Regionalverband (bislang: „Hilfe für das autistische Kind"; Namensänderungen vorgesehen), die Adresse von diesem wiederum auf Anfrage beim Bundesverband „Autismus Deutschland" (s. Anhang).

Es erscheint wichtig, dass die Selbsthilfegruppe, entgegen der sonst bei solchen Gruppen üblichen Regelung, von einem nicht betroffenen Leiter begleitet wird (der Begriff „Selbsthilfegruppe" ist daher eigentlich nicht richtig, es handelt sich vielmehr um eine therapeutische oder therapeutisch geleitete Gruppe), um eine Struktur vorzugeben und die Gesprächsrunden zu leiten oder auch Hilfestellungen und Tipps zur Lösung derjenigen angesprochenen Schwierigkeiten zu geben, die die Teilnehmer allein nicht lösen können. Der Leiter sollte daher vorzugsweise mit den Besonderheiten von Menschen mit Autismus und den für sie zur Verfügung stehenden unterstützenden Möglichkeiten vertraut sein oder zumindest die Bereitschaft mitbringen, sich umgehend in dieses Thema einzuarbeiten. Weiter ist auf eine überschaubare Gruppengröße (in der Regel maximal zehn Teilnehmer) sowie auf eine möglichst homogene Zusammensetzung der Gruppe im Hinblick auf die sozialen und intellektuellen Fähigkeiten der Teilnehmer zu achten, um ein effektives Arbeiten zu ermöglichen und niemanden zu unter- bzw. zu überfordern. Gerade bei der Spektrumsstörung Autismus mit ihrer sehr vielgestaltigen Symptomatik erscheint dies wichtig. Ergänzend sei hier auf das Konzept der ersten Selbsthilfegruppe für erwachsene Menschen mit Asperger-Syndrom in der Bundesrepublik Deutschland verwiesen, die seit dem Jahr 2000 in den Räumen des Autismus-Therapie-Zentrums Mülheim an der Ruhr angeboten wird (Wepil, 2006).

Zu Beginn der Gruppensitzungen empfiehlt sich reihum eine kurze Darstellung des Befindens, der aktuellen Situation sowie erfreulicher und belastender Erlebnisse der Teilnehmer in der Zwischenzeit, um jedem Teilnehmer bereits zu Beginn die Möglichkeit zu geben, die Sitzung aktiv mitzugestalten und seine persönliche Situation darzustellen. So kann man einen eventuell bestehenden akuten Gesprächsbedarf erkennen und darauf reagieren und gegebenenfalls im Bedarfsfall auch eine ergänzende Einzelberatung anbieten. Ansonsten könnte man sich gemeinsam bereits die Schwerpunktthemen für die Folgesitzung überlegen, um den Teilnehmern die Möglichkeit zu geben, sich bereits im Vorfeld Gedanken über die eigenen Wünsche und Bedürfnisse im Hinblick auf das vorgesehene Thema zu machen.

Es empfiehlt sich, im Rahmen dieser Gruppentreffen sowohl Selbstsicherheitstrainings als auch Trainingsmöglichkeiten zur sozialen Kompetenz anzubieten, da hier grundlegende Fertigkeiten eingeübt und verbessert werden können, die den Betroffenen erhebliche Schwierigkeiten bereiten, deren Erlernen und Perfektionieren aber zugleich sinnvoll und wichtig im Hinblick auf eine größtmögliche Selbstständigkeit und Lebensqualität sind. Es sollten hierbei regelmäßige Wiederholungen erfolgen, damit eine ausreichende Sicherheit in der Anwendung der Fertigkeiten erlangt wird und möglichst auch eine Generalisierung auf andere Situationen außerhalb der Gruppe stattfinden kann.

Insbesondere während der ersten Sitzungen einer solchen Selbsthilfegruppe müssen möglicherweise immer wieder auch einige Techniken des angemessenen mitmenschlichen Umgangs vermittelt werden. So müssen beispielsweise Aufmerksamkeit und Interesse der Teilnehmer füreinander ebenso wie gegenseitiger Respekt eingefordert und eingeübt werden. Eigene Meinungen, Vorstellungen und Wünsche dürfen zwar geäußert, aber dem Gegenüber nicht aufgedrängt werden, und die grundlegenden Gesprächstechniken wie Zuhören, Ausredenlassen etc. müssen eingehalten werden, auch wenn dies anfangs vielleicht schwierig erscheinen mag, da die Teilnahme an einer Gruppe für viele Betroffene eine völlig ungewohnte Situation darstellt, bei der sie zunächst einige Hilfe benötigen.

Nicht vergessen werden darf die Besprechung der für alle Gruppenmitglieder geltenden Regeln, insbesondere im Hinblick auf die Verschwiegenheit gegenüber Dritten, um den Teilnehmern auch die Bearbeitung sehr persönlicher und schwieriger Themen zu ermöglichen. Aus demselben Grund kann man sich bei einer ausreichenden Gruppengröße auch nach einigen Sitzungen gemeinsam überlegen, ob man überhaupt noch neue Teilnehmer aufnehmen will oder bei anhaltend hohem Interesse vielleicht lieber die Gründung einer zweiten Gruppe anstreben soll.

Möglicherweise werden sich nach einiger Zeit auch Kontakte der Teilnehmer untereinander außerhalb der Gruppentreffen ergeben, was einem klassischen Selbsthilfegruppeneffekt entspricht und daher durchaus gefördert werden sollte.

Viele autistische Menschen entwickeln im Jugend- oder auch erst im Erwachsenenalter ein Interesse am anderen Geschlecht, ohne jedoch zu wissen, wie sie auf den anderen zugehen sollten. Sie werden dann einfühlsame Hilfe und Anleitung benötigen. Der Wunsch nach einem Partner wird nicht zuletzt auch dadurch verstärkt, dass der Betroffene das Gefühl hat, jeder in seiner Umgebung habe eine Partnerin oder einen Partner, und durch sein Alleinsein wirke er auf die Alterskameraden immer absonderlicher.

Die Kontaktaufnahme gestaltet sich aus den oben genannten Gründen meist schwierig. Die meisten autistischen Menschen beherrschen die Kunst des Flirtens nicht, sie werden hierbei im Vorfeld einige Hilfe und Unterstützung benötigen. Wenn sie jedoch gelingt, kann eine Liebesbeziehung auch für autistische Jugendliche oder Erwachsene eine sehr beglückende Erfahrung darstellen: „Wir nahmen einander in die Arme, und ich schloss die Augen und legte meine Wange auf ihre Schulter. Es war, als umarmte ich ein ganzes Leben voller Hoffnungen und Träume. Mir war schwindlig. Alles, was ich mir je im Leben gewünscht hatte, hielt ich in meinen Armen. Der Augenblick war so vollkommen, dass ich beinah in Ohnmacht fiel" (Newport u. Newport, 2005, S. 17).

Autistische Menschen werden meist sehr treue Freunde sein. Mit einem Menschen, den sie lieben, dem sie vertrauen und der sie so akzeptiert und respektiert, wie sie sind, können sie das Leben durchaus teilen, wenn ihnen zwischendurch immer wieder einmal die Möglichkeit zum Rückzug bleibt. Sie haben dadurch auch die Chance, von ihrem Partner viel zu lernen und von ihm zu profitieren. Der Partner eines autistischen Menschen ist oft beeindruckt von der Intensität, mit der der andere sich ihm widmet, sowie von dessen Zuverlässigkeit, Ehrlichkeit, Treue und Fürsorge. Schwierig ist für einen nicht autistischen Partner jedoch möglicherweise der nahezu vollständige Verzicht auf eine Teilnahme am gesellschaftlichen Leben, da dies für viele Betroffene keinesfalls in Frage kommt. Hier ist sicher eine rechtzeitige Klärung notwendig. Und auch die Ausschließlichkeit, die Tatsache, dass der autistische Mensch den Partner oft festhält, ganz für sich allein haben will und schnell eifersüchtig werden kann, selbst wenn der Partner nur ein lockeres Gespräch mit anderen Menschen führt, könnte sich zu einem Problem entwickeln.

Schwierigkeiten können sich in einer Partnerschaft außerdem deswegen ergeben, weil viele Betroffene in ihrem Lebensstil und ihrem Tagesablauf doch ziemlich festgelegt sind und nicht in der Lage sein werden, hier die notwendigen Kompromisse einzugehen. Sie haben sich über die Jahre hinweg so eingerichtet, dass sie den täglichen Anforderungen einigermaßen gerecht werden können, und diese Rigidität in ihrem Lebensstil wird möglicherweise keinen Platz für einen anderen Menschen lassen, vielleicht auch dann nicht, wenn sie es sich noch so sehr wünschen.

Es kann auch passieren, dass der autistische Mensch merkt, dass er es in einer Beziehung nicht aushält, dass ihm der regelmäßige Kontakt zu einem Partner zu viel wird und ihn erheblich überfordert.

Diese Erfahrung hat mich doch ziemlich frustriert, weil ich mir irgendwie doch gewünscht hatte, auch einmal eine eigene Familie mit einem Mann und möglichst ein oder zwei Kindern zu haben. Aber ich habe gemerkt, dass es wohl nicht gehen wird. Es war schön für mich, ab und zu mit meinem Freund, den ich in der Selbsthilfegruppe kennen gelernt hatte, für eine kurze Zeit zusammen zu sein, mit ihm einen Ausflug zum Flughafen zu machen oder ähnliche Dinge zu unternehmen. Ich habe viele schöne Stunden mit ihm erlebt. Aber alles, was darüber hinausging, wurde mir schnell zu viel. Deshalb wünsche ich mir heute sehr einen gelegentlichen lockeren Kontakt zu anderen Menschen, am besten zu Leuten mit ähnlichen Interessen, damit vorher klar wäre, wie der Kontakt ablaufen würde. Auch eine betreute Freizeitaktivität könnte ich mir für mich vorstellen. Aber meist werde ich doch noch ziemlich traurig, wenn ich fröhliche junge Leute sehe, die in Gruppen beispielsweise in Straßencafés zusammensitzen. Dann merke ich erst so richtig, wie allein ich bin. Und oft, wenn ich abends von der Arbeit nach Hause komme, denke ich mir, dass es in solchen Momenten vielleicht schön sein könnte, dann für einige Zeit jemanden bei mir zu haben. Ich habe meine Eltern und freue mich darüber, aber das ist natürlich wieder etwas anderes. Manchmal wünschte ich mir, es wäre jemand da, der mich erwartete, wenn ich heimkäme, der sich nach der Arbeit auf mich freute. Dann werde ich oft sehr traurig.

Im entsprechenden Alter wird sich der vom Autismus betroffene Mensch auch immer wieder Gedanken über das Heiraten und über eigene Kinder machen, und auch diese Überlegungen werden von frustrierenden Erkenntnissen über die bestehenden Unterschiede im Vergleich zu anderen jungen Leuten geprägt sein.

Kürzlich habe ich, als ich gerade in einem Straßencafé saß, ein lautes Hupkonzert gehört. Ein Brautpaar fuhr im offenen Auto winkend an mir vorbei. Ich habe mich für die beiden gefreut, aber solche Situationen sind nicht leicht für mich, ich werde dann sehr traurig und mache mir immer wieder viele Gedanken darüber.

Ich selbst möchte eigentlich gar nicht unbedingt heiraten, ich würde die Feier nicht genießen können und könnte mir auch nicht vorstellen, das ganze Leben mit einem Mann zu teilen. Es würde mir ziemlich schnell zu viel wer-

den. Aber irgendwie scheinen Brautleute bei der Hochzeit doch sehr glücklich zu sein, und dieses Glücksgefühl wünsche ich mir natürlich auch für mich.

Vielleicht sind sie auch deswegen so glücklich, weil sie einen Partner gefunden haben, der mit ihnen gemeinsam durchs Leben gehen und sie auf allen Wegen begleiten möchte, der ihnen verspricht, sie immer zu lieben und ihnen treu zu sein, der sie beschützen und ihnen Halt geben will, damit sie niemals mehr allein sein müssen. Und diese Dinge sind zumindest ansatzweise natürlich auch für mich erstrebenswert, versprechen sie doch ein gewisses Maß an Sicherheit, Schutz und Hilfe, und das würde ich mir natürlich auch für mich wünschen – eine gewisse Unterstützung in meinem Leben, damit ich nicht immer allein zu kämpfen bräuchte. Aber all das, was da sonst noch zu einer Beziehung gehört, müsste ich dann ja auch ertragen, und das wäre wohl bei weitem zu viel für mich.

Wenn ich meinen kleinen Neffen treffe und mich eine Weile mit ihm beschäftige, dann ist das so schwer, wie ich nie vermutet hätte. Dann muss ich mich oft zurückziehen, und ich denke immer wieder daran, wie gern ich auch so einen kleinen Kerl hätte. Erstaunlicherweise habe ich bemerkt, dass ich mir in diesen Momenten manchmal doch jemanden wünsche, der bei mir sein und mich trösten könnte. Das hat mich ein bisschen irritiert, ich hätte nicht gedacht, dass das der Fall sein könnte. Oft frage ich mich, wie lange es wohl noch so wehtun wird, mit einem kleinen Kind zusammen zu sein, ob es wohl irgendwann besser werden wird, wenn ich älter bin und die anderen Leute in meinem Alter keine kleinen Kinder mehr haben. Aber noch ist es längst nicht so weit. Wenn ich an Orten bin, an denen ich mich sehr wohl fühle, überlege ich mir oft, wie viel schöner diese noch mit einem eigenen Kind sein könnten. Ich stelle mir dann vor, was ich alles mit einem Kind unternehmen könnte, und ich werde in solchen Momenten oft sehr traurig.

Manchmal denke ich darüber nach, dass das Schreiben und die Arbeit an meinen Vorträgen für mich wohl so etwas wie ein eigenes Kind sind. Ich stecke viel Arbeit und viel von mir selbst hinein, und ich habe dabei das Gefühl, dass mir dies alles sehr viel gibt, dass es mir damit sehr gut geht. Natürlich ist das kein Ersatz für ein menschliches Wesen, aber es ist etwas, das meinem Leben einen Sinn zu geben scheint, ein eigenes Projekt, mit dem ich etwas Sinnvolles tun und an einem besseren Verständnis der Gesellschaft für Menschen mit Autismus mitarbeiten kann, und das wiederum ist etwas, das mich sehr, sehr freut.

Die bereits im allgemeinen Teil beschriebene Ambivalenz spielt auch im Hinblick auf eine partnerschaftliche Beziehung bei vielen Menschen mit Autismus eine große Rolle. Einerseits besteht das häufig drängende Verlangen nach einer festen Partnerschaft, andererseits erscheint es jedoch oft kaum möglich, sich auf ein solch enges Zusammenleben mit einem anderen Menschen einzulassen. Allein schon der Gedanke daran kann zur verstärkten Flucht in die sichere autistische Welt, zum verstärkten Rückzug führen.

Es ist nicht leicht für mich, mir darüber Gedanken zu machen, denn sie drehen sich immer im Kreis, ich komme nicht wirklich voran mit meinen Überlegungen. Manchmal stelle ich mir vor, wie es wohl mit einem Partner sein könnte. Ich denke dann oft an gemeinsame Stunden draußen in der freien Natur. Sehr gern stelle ich mir vor, mit einem Freund in den Bergen zu sein und mir gemeinsam mit ihm die Bergwelt anzuschauen, ganz allein und abgeschieden und ohne Gefahr laufen zu müssen, es könnte uns jemand entdecken und stören. Das ist dann eine sehr schöne Vorstellung.

Manchmal, wenn der Wunsch nach einer Familie wieder besonders stark wird, schreibe ich teils lange Briefe an meinen nicht existenten Partner und mein ebenfalls nicht existierendes Kind. Natürlich sind diese Briefe nur für mich selbst bestimmt, ich zerreiße sie nach einiger Zeit wieder, aber sie helfen mir doch oft ein bisschen, meine Gedanken zu ordnen. Generell ist das Briefeschreiben für mich sehr hilfreich, auch dann, wenn es sich um solche Schriftstücke handelt, die nie abgeschickt werden und für niemanden sonst bestimmt sind als mich.

Hier ist beispielsweise einer meiner Briefe an „mein" Kind:
„Mein Schatz,
allmählich muss ich mich wohl endgültig von Dir verabschieden. Das fällt mir sehr, sehr schwer, und bis zuletzt hatte ich gehofft, dass es vielleicht doch noch klappen könnte mit uns beiden. Aber ich bin jetzt sechsunddreißig, sodass es nun doch Zeit wird, mich von diesem Wunsch und damit auch von Dir zu trennen. Ich werde es nicht schaffen können, ein Kind zu haben.

Es tut mir sehr, sehr leid, dass es Dich nie geben wird in meinem Leben. Ich glaube immer noch, dass ich Dir eine gute Mutter gewesen wäre, zumindest jedoch hätte ich mir große Mühe gegeben. Ich hätte alles für Dich getan. Ich hätte mit Dir gespielt und mich gefreut, wenn Du Spaß daran gehabt hättest. Wie andere Mütter auch hätte ich Fotos von Dir gemacht und sie immer wieder stolz angesehen. Ich hätte für Dich gesorgt und mit aller Kraft versucht, Dir eine gute Mutter zu sein. Aber ich hätte auch große Angst um Dich gehabt, vor allem dann, wenn ich Dich später für eine gewisse Zeit am Tag in den Kindergarten oder die Schule hätte geben müssen. Wahrscheinlich wäre ich ziemlich eifersüchtig gewesen, wenn Du eines Tages in Deiner Freizeit lieber mit Deinen Freunden zusammen gewesen wärst als mit mir, und vermutlich hätte ich dann versucht, sie zu vergraulen, auch wenn ich mir eigentlich nichts anderes als Glück und Freude für Dich gewünscht hätte. Ich weiß nicht, ob wir diese Zeit hätten ertragen können, sie wäre wohl sehr schwer gewesen für uns beide. Vermutlich wäre es auch schwer für Dich gewesen, eine solche Mutter wie mich zu haben, die in vielen Dingen nur ungenügend funktioniert. Du hättest Dich wahrscheinlich immer wieder für mich schämen müssen, und ich wäre sehr traurig und verzweifelt darüber gewesen.

Vielleicht ist es also besser für uns beide, dass wir uns nicht kennen lernen werden. Ich wünsche Dir von Herzen, dass Du eine andere Frau finden wirst, die Dir eine bessere Mutter sein kann als ich. Ich wünsche Dir von Herzen alles Glück dieser Welt. Es wird Dich niemals auf dieser Welt geben, aber es wird auch in Zukunft kein Tag vergehen, an dem ich nicht an Dich denke, an Dich, meinen Schatz. Du wärst mein größtes Glück gewesen, das Schönste, was mir die Welt hätte bieten können.

Sollte sich der autistische Mensch schließlich selbst für ein Leben ohne Partner und ohne eigene Kinder entscheiden bzw. sollte sich eine Möglichkeit hierzu für ihn trotz aller Bemühungen nicht ergeben, wird man für die Bewältigung dieser Situation, die für viele Betroffene eine große Enttäuschung darstellen wird, möglicherweise Hilfe und Unterstützung anbieten müssen. Es muss hierbei vermittelt werden, dass ein frohes und erfülltes Leben mit und ohne Partner, mit und ohne eigene Kinder gestaltet werden kann. Manche Menschen jedoch flüchten sich in ihre Arbeit, um sich diesen Überlegungen gar nicht erst stellen zu müssen: „Ich weiß, dass es Dinge gibt, die in meinem Leben fehlen, aber ich habe einen aufregenden Beruf, der mich jede wache Stunde auf Trab hält. Indem ich mich ständig beschäftige, komme ich gar nicht dazu, über das nachzudenken, was mir fehlen könnte" (Grandin, 1997, S. 175). Dass dies jedoch keine adäquate Bewältigungsstrategie darstellen kann, dürfte klar sein.

Zum Abschluss dieses Kapitels soll aber auch betont werden, dass trotz aller Schwierigkeiten sowohl eine partnerschaftliche Beziehung als auch die Verwirklichung des Kinderwunsches auch für Menschen mit Autismus nicht völlig unmöglich sein müssen. Es gibt genug Beispiele von Autisten, die mit einem anderen betroffenen Menschen oder auch mit einem nicht autistischen Partner sehr glücklich sind und eine ganz besondere Beziehung führen. Natürlich machen es die speziellen Probleme, mit denen Menschen mit Autismus zu kämpfen haben, nicht einfacher, einen geeigneten Partner zu finden. Aber vielleicht machen sie es leichter, eine tiefe und ehrliche Beziehung zu führen, wenn der richtige Partner erst einmal gefunden ist. All die Eigenschaften der Betroffenen, die in der für den autistischen Menschen oft so fremden Welt manchmal nicht unbedingt auf den ersten Blick als Qualitäten erkannt werden, kann man in eine solche Liebesbeziehung einbringen: Ehrlichkeit, Ernsthaftigkeit, Treue, Stabilität, Loyalität, Exklusivität der Zuneigung, Verständnis, ein vielleicht etwas altmodischer Sinn für Romantik, Zeit und vorsichtige Zärtlichkeit. Bestimmt gibt es noch viele weitere Qualitäten, über die jeder Betroffene ganz speziell verfügt, und es gibt auch ganz sicher noch weitere Menschen auf dieser Welt, die sich nach genau diesen Eigenschaften sehnen, gerade weil sie so selten sind. Natürlich wird eine solche Partnerschaft nicht völlig ohne Probleme ablaufen können, aber das ist wohl bei keiner Beziehung der Welt der Fall. Die auftretenden Schwierigkeiten können aber in vielen Fällen mit Liebe, Geduld, Verständnis und einer gehörigen Portion Humor bewältigt werden.

Sexualität

Die meisten autistischen Menschen entwickeln im Jugend- oder auch erst im Erwachsenenalter ein Interesse an der Sexualität, mehr noch, in vielen Fällen ist es ihnen sogar ein dringendes Bedürfnis, die steigende sexuelle Lust wie die Alterskameraden auch ausleben zu können. Sie haben also den Wunsch nach sexuellen Kontakten, obwohl sie in der Regel nicht in einer Beziehung leben. Meist herrscht unter den Bezugspersonen dann große Unsicherheit, wie mit diesem Thema umzugehen ist. Diese Aspekte zusammengenommen laden regelrecht dazu ein, das Thema Sexualität bei Menschen mit Autismus einfach zu ignorieren oder zumindest zu vernachlässigen. Dies ist sehr bedauerlich, denn dadurch kann man den Wünschen der Betroffen natürlich in keiner Weise gerecht werden und enthält ihnen etwas vor, was die meisten anderen Leute ganz selbstverständlich genießen und als schön und bereichernd empfinden.

Wenn überhaupt über die Sexualität bei Menschen mit Autismus gesprochen wird, dann meist ausschließlich deshalb, weil die Probleme schließlich nicht mehr zu vertuschen sind, wie nach einer Vergewaltigung oder aber bei allzu exzessiver oder öffentlicher Masturbation. Und dann wird hauptsächlich über Maßnahmen zur Lösung des jeweiligen Problems gesprochen. Die schönen Seiten der Sexualität dagegen werden meist überhaupt nicht berührt.

Den Versuch, Literatur über Autismus und Sexualität zu finden, wird man recht schnell aufgeben müssen, da kaum entsprechende brauchbare Veröffentlichungen existieren. Denn während in Deutschland bei Menschen mit anderen Behinderungen die Sexualität und die diesbezüglich vorhandene Unterstützung bereits seit über dreißig Jahren zunehmend in das Blickfeld der Öffentlichkeit gerückt sind (Walter, 2004), stellen sie bei Menschen mit einer autistischen Behinderung leider nach wie vor ein Tabu dar, das es nun aber doch endlich zu durchbrechen gilt.

Bei einer Veranstaltung in einer Autismus-Therapie-Ambulanz, wo ich als Referentin eingeladen war, habe ich im Bücherregal ein Buch mit einem entsprechenden Titel entdeckt und eine Therapeutin gefragt, ob dieses Buch brauchbar sei. Sie kannte es nicht, holte es aber aus dem Schrank, um es mit mir zusammen anzusehen. Mehrere betroffene Menschen mit Autismus, die ebenfalls anwesend waren, horchten auf und fanden unsere Unterhaltung und die Tatsache, dass ein solches Buch existierte oder aber über ein solches Thema gesprochen wurde, offenbar so interessant, dass sich einige von ihnen zu uns gesellten. Zu unserer großen Enttäuschung hielten wir dann jedoch eine Elternstudie zur Zärtlichkeit und Sexualität ihrer autistischen Kinder in den Händen. Es verschlug mir fast die Sprache, und der Therapeutin war es sichtlich unangenehm, dass ich ein solches Buch entdeckt hatte. Es ging darin, wie ich anhand des Inhaltsverzeichnisses feststellen konnte und auch bereits vermutet hatte, um die Menstruation, die Masturbation und das Entblößen und viele ähnliche Dinge mehr. Aber es ging nicht um die Wünsche und

Bedürfnisse, das Erleben und die Schwierigkeiten der Menschen mit Autismus auf diesem Gebiet, und es ging schon gar nicht um das Entwickeln von Lösungen für ihre drängenden Probleme.

Ein solches Thema war offensichtlich über all die Jahre hinweg viel zu heikel, als dass es öffentlich gemacht werden durfte, es wurde verschwiegen. Mit der nachfolgenden Darstellung der Wünsche und Bedürfnisse von Menschen mit Autismus, der speziellen Schwierigkeiten und der möglichen Hilfsmaßnahmen soll versucht werden, auch für dieses Gebiet Material anzubieten und Anregungen für die eigene Arbeit mit den Betroffenen zu geben.

Zunächst kann bereits die verwirrende Vielfalt synonym gebrauchter Begriffe auf dem Gebiet der Sexualität dem autistischen Menschen Schwierigkeiten bereiten:

Als bei meinen Klassenkameraden das Interesse an der Sexualität aufkam, unterhielten sie sich häufig über Dinge, die ich nicht verstanden habe. Sie sprachen vom „Ficken", „Bumsen", „Vögeln" und „Poppen", vom „Sex" oder vom „Ins-Bett-Gehen"; im Biologieunterricht war die Rede vom Geschlechtsverkehr oder vom Koitus, die Jungs erzählten, dass sie „ein Abenteuer gehabt" oder „eine Frau vernascht" hätten. Und das alles sollte dasselbe bedeuten? Und beispielsweise für die Masturbation oder die jeweiligen Geschlechtsorgane gab es fast ebenso viele Ausdrücke, die synonym verwendet wurden. Kaum hatte ich einen Begriff verstanden, folgte auch schon der nächste. Ich kam völlig durcheinander und wusste nicht, weshalb ich mich damit beschäftigen sollte. Das war mir alles viel zu kompliziert, als dass es mich hätte reizen können, aber die anderen interessierte nichts anderes mehr.

Im Hinblick auf diese Begriffsvielfalt und die sich daraus ergebenden Schwierigkeiten ist auch von den Angehörigen des autistischen Menschen zu fordern, jeweils adäquate Begriffe zu verwenden. Sollte im familiären Bereich eine eher vulgäre Ausdrucksweise vorherrschen, so besteht die Gefahr, dass der Betroffene diese auch in anderen Situationen übernimmt, in denen sie als nicht angemessen erscheint. Hier ist mit gutem Beispiel voranzugehen, und dass dies zwar besonders, aber eben längst nicht nur für die Familien von Kindern und Jugendlichen mit Autismus gilt, sondern eigentlich bei allen Heranwachsenden selbstverständlich sein sollte, soll hier nur der Vollständigkeit halber erwähnt werden.

Viele Menschen mit Autismus befriedigen sich selbst, so wie dies ja auch bei der Mehrheit der nicht autistischen Personen der Fall ist und damit eigentlich keine besonders auffällige Tatsache darstellt. Einige andere zeigen das Bedürfnis danach, wissen jedoch nicht, wie man es stillen kann, oder aber es gelingt ihnen nicht, sich ausdauernd bis zum Orgasmus zu stimulieren. Auch der Orgasmus als solcher kann ihnen Schwierigkeiten bereiten, da sie in diesem Moment keine Kontrolle mehr über sich und ihren Körper haben und dieses Erleben daher für sie mit sehr viel Angst vor dem Unvorhersehbaren verbunden sein kann. Für viele autistische Menschen jedoch bleibt die Masturbation über ihr gesamtes Leben hinweg die einzige Möglichkeit, den sexuellen Druck loszuwerden. Daher sollte die Anleitung zur effektiven Selbstbefriedigung und zum Umgang damit als ein Teil der sexuellen Aufklärung angesehen werden, und diese Aufgabe wird möglicherweise auch dem Therapeuten des Betroffenen zukommen. Vielen Menschen mit Autismus muss eine adäquate „Technik" vermittelt werden, da sie häufig gar nicht wissen, „wie Selbstbefriedigung geht". Auch die „freizügigeren" Bücher mit entsprechenden Abbildungen sind hier selten nützlich, da dort ja nur eine „statische", nicht jedoch eine bewegte Darstellung der Abläufe geboten werden kann, die für das Verständnis des Betroffenen notwendig wäre. Umfangreiche Bildsequenzen, die die Abfolge der Bewegungen zeigen, könnten eine echte Unterstützung darstellen. Auch das gemeinsame Ansehen eines entsprechenden Videos, verbunden mit dem anschließenden Besprechen des Gesehenen, wird möglicherweise hilfreich sein, ebenso wie vielleicht das Durchblättern eines Katalogs des entsprechenden Erotik-Fachhandels mit möglichen Hilfsmitteln für die Selbststimulation. Hier ist durchaus einige Kreativität angebracht, und vielleicht ließe sich auch ein entsprechendes „Manual" ausarbeiten, das in der Arbeit mit Betroffenen erfolgreich eingesetzt werden könnte.

Diese Beispiele zeigen bereits: Ein solches Thema lebt von Offenheit, und entsprechend sollte es auch angegangen werden. Der autistische Mensch wird sich hier zwar anfangs noch schüchtern, aber dennoch interessiert und in der Regel zu einer Mitarbeit bereit zeigen. Er sollte immer wieder einmal auch daran erinnert werden, dass seine Wünsche und Interessen auf diesem Gebiet völlig normal sind und sich letztlich nicht wesentlich von denen Gleichaltriger unterscheiden und dass auch das Thema Sexualität in der Therapie ganz selbstverständlich seinen Platz haben darf, so wie alle anderen Themen auch. Alle genannten Hilfsmaßnahmen und Unterstützungen in Bezug auf die Sexualität haben aber keinesfalls zum Ziel, sexuelle Handlungen zwischen Betroffenen und Bezugspersonen stattfinden zu lassen. Hier ist eine klare Grenze zu ziehen.

Ohnehin kann sexuelle Aufklärung inhaltlich viele Formen annehmen: Sie kann Gespräche über Verliebtheit, über Techniken der Selbstbefriedigung, über die notwendige Körperhygiene oder das Erreichen eines Orgasmus beinhalten oder auch praktische Elemente wie Übungen zur korrekten Benutzung eines Kondoms. Es muss hierbei betont werden, dass man sich dabei gar nicht klar und deutlich genug ausdrücken kann, daher sollte die Aufklärung offen und an konkreten Beispielen sowie möglichst mit praktischen Demonstrationen erfolgen und regelmäßig wiederholt werden, damit das Gesagte bzw. Geübte besser im Gedächtnis haften bleibt und eine Verhaltenssicherheit erreicht wird. Sie sollte aber auch über die rein technische Erläuterung von genitalen oder oralen Handlungen hinausgehen. Die Entwicklung eines positiven Körperbildes, die Fähigkeit, deutliche Grenzen zu setzen und „Nein" zu sagen, aber auch die Wünsche anderer zu akzeptieren und deren Grenzen zu beachten, das Wissen darum, was in der Gesellschaft erlaubt ist und was nicht, vor allem aber das ganz subjektive Erleben der sexuellen Wünsche, Fantasien und Handlungen gehören ebenso dazu. Bei Menschen mit Autismus ist es häufig ein Fehler, im Rahmen der sexuellen Aufklärung nach dem Grundsatz „warten, bis sie fragen" zu verfahren, denn viele von ihnen werden gar nicht fragen, weil sie überhaupt nicht wissen, womit sie anfangen und wie sie sich ausdrücken sollten. Ihnen gegenüber ist also vielmehr ein aktives, auf sie zugehendes Verhalten notwendig, idealerweise in Form einer lebenslangen Sexualerziehung (Matoni, 2006).

Bei ernsten Problemen, die sich aus dem Masturbationsverhalten heraus ergeben, kann es natürlich notwendig sein, weitere Hilfe einzuholen. Dies wird vor allem die Selbstverletzung beim Masturbieren betreffen sowie das allzu exzessive oder öffentliche Masturbieren. In letzteren Fällen wird man auch nach den möglichen Ursachen hierfür suchen sowie alternative und weniger gefährliche Möglichkeiten der Selbstbefriedigung aufzeigen müssen. Für den Betroffenen muss eine Intimsphäre geschaffen werden, hierunter fällt das Vorhandensein eines Einzelzimmers, das als Privatsphäre respektiert wird, ebenso wie eine abschließbare Toilette oder eine Dusche mit Vorhang, was noch keineswegs überall selbstverständlich ist. Man muss den Menschen mit Autismus darüber aufklären, dass ihm in diesem privaten Rahmen ein Masturbieren möglich und erlaubt ist und ihn vor negativen Reaktionen seiner Umwelt oder gar vor strafrechtlichen Sanktionen bewahrt. Selbstverständlich dürfen schließlich weder Kinder noch Behinderte irgendeinen Bonus genießen, sich an oder im Beisein von anderen Menschen gegen deren Willen sexuell zu befriedigen, und daher ist es notwendig, dieses Thema rechtzeitig zu besprechen und nicht erst dann, wenn es aufgrund konkreter Vorfälle unumgänglich ist.

Der bei Menschen mit Autismus manchmal bestehende Fetischismus wird von den Bezugspersonen häufig als großes Problem genannt und verdient daher ebenfalls Beachtung. In vielen Fällen wird dem Betroffenen die Beschäftigung mit einem unbekannten Menschen mit all seinen Unberechenbarkeiten so viel Angst bereiten, dass er sich stattdessen in ihm bekannte und von ihm geliebte Objekte flüchtet. Dies sollte an sich verständlich sein, wird aber aufgrund der Einordnung in einen sexuellen Kontext als Problem angesehen und sollte daher in die Behandlung mit einfließen. Man wird klären müssen, wo genau die Schwierigkeiten bzw. die Ängste des Betroffenen im Hinblick auf einen direkten Kontakt liegen und wie damit begonnen werden könnte, diese abzubauen. In der Regel wird die Konzentration auf Objekte für den Menschen mit Autismus selbst und auch für dessen Umgebung keine wesentliche objektivierbare Gefahr darstellen. Daher sollte man ihm die Beschäftigung damit zunächst nicht untersagen (damit würde man vermutlich sowieso keinen Erfolg haben) und sie zumindest so lange akzeptieren, bis eine deutliche Reduktion der Angst im zwischenmenschlichen Kontext erreicht worden ist. Nicht akzeptiert werden kann dagegen natürlich eine Fixierung auf wesentlich jüngere Personen, also Kinder und Jugendliche, die für den Betroffenen, der sich einem etwa gleichaltrigen Partner möglicherweise nicht gewachsen fühlt, leichter erreichbar zu sein scheinen. Hier ist eine ganz klare Grenze zu setzen, und dies ist zu unterbinden, bevor es zu ernsten Schwierigkeiten gekommen ist.

Viele autistische Menschen haben große Schwierigkeiten mit körperlicher Nähe: „Aus meiner Sicht bedeuteten Umarmungen Kontrollverlust. Sie gaben mir das Gefühl, (…) zu Tode gequetscht zu werden. Bei Umarmungen zitterte ich und wich zurück. Ich habe nie eine Umarmung erwidert. Schließlich gab (meine Mutter) auf und versuchte es nicht mehr. Was mich traurig machte, da ich mich in meinem tiefen Inneren danach sehnte, berührt (…) zu werden. (…) Das mag widersprüchlich klingen. Kein Wunder, dass ich mich in der Welt so einsam fühlte" (Newport u. Newport, 2005, S. 28). Der Geschlechtsakt als solcher ist vielen Betroffenen dennoch möglich: „Zur Normalität gehörten Beziehungen, und ich stellte fest, dass Sex kein Problem war" (Gerland, 1998, S. 186). Falls die Möglichkeit besteht, dass der Betroffene einen sexuellen Kontakt haben könnte, sollte er rechtzeitig sowohl über die Vorgehensweise als auch über geeignete Maßnahmen zur Empfängnisverhütung aufgeklärt und informiert werden. Dies kann ihm mögliche weitreichende Folgen und Frustrationen ersparen.

„Ich erinnere mich noch sehr gut an die Autismus-Bundestagung in Magdeburg 1998, dies war die Zeit, als ich begann, mich mit dem Thema Autismus zu beschäftigen. Ich hatte bis dahin keine Möglichkeit zu einem sexuellen Kontakt gehabt und auch kein Bedürfnis danach. Im Hotelfernsehen hatte ich den Videokanal entdeckt und entsetzt festgestellt, was man da beim Sex so alles machen müsste. Es erschien mir völlig unmöglich, jemals einen sexuellen Kontakt haben zu können, da ich mir nicht vorstellen konnte, dies alles zu tun. Dennoch versuchte ich, mir die Reihenfolge dessen einzuprägen, was die Darsteller miteinander machten, damit ich im Bedarfsfall wenigstens ungefähr Bescheid wüsste, was zu tun wäre. Dass die gezeigten Szenen und Techniken nicht alle bei jedem Paar zum Einsatz kommen müssen, das wusste ich nicht, und ich war ziemlich erleichtert, als ich es vor wenigen Jahren von meiner Therapeutin erfahren habe" (Preißmann, 2005, S. 107).

Es ist wichtig, dem jungen Menschen mit Autismus rechtzeitig eine umfangreiche Einführung in die Sexualität und in all das, was damit zusammenhängt, zukommen zu lassen. Dabei darf man sich allerdings nicht nur auf die rein „technischen" Aspekte des Geschlechtsverkehrs beschränken. Im Gegenteil, für Menschen, die immer wieder große Probleme mit den verschiedensten Arten von Beziehungen haben, ist es sehr wichtig, auch etwas über die Beziehungsgestaltung in der Sexualität zu erfahren. Es muss hierbei auch um die in einer solchen Situation angemessene Gesprächsführung gehen sowie um Unterstützung bei der Auswahl der Möglichkeiten, die zu einem ersten Treffen führen könnten. Die praktische Durchführung darf jedoch nicht ausgeklammert werden, denn vielen Betroffenen fehlt die Möglichkeit, sich mit Gleichaltrigen darüber auszutauschen und sich so frühzeitig zu informieren. Bei bereits vorliegenden Erfahrungen des Betroffenen auf sexuellem Gebiet sollte das Augenmerk auch auf das Erleben des Kontaktes und gegebenenfalls auf mögliche Hilfen zur zukünftigen Verbesserung gerichtet sein. Hierzu könnten unterstützend auch Maßnahmen zur Verbesserung der Körperwahrnehmung dienen, einem Bereich, der vielen betroffenen Menschen einige Schwierigkeiten bereitet.

Heute gibt es ja immer mehr seriöse Gesprächskreise für Menschen mit Autismus wie Selbsthilfegruppen oder entsprechende Internet-Foren. Auch hier ist die Sexualität immer wieder ein wichtiges Thema, und das ist an sich ja auch nicht unverständlich, denn in der körperlichen Entwicklung und in seinen Wünschen unterscheidet sich der Betroffene nicht wesentlich von seinen Altersgenossen. Über diese gewisse „Normalität" sollte man eigentlich froh sein. Die gleichaltrigen, nicht behinderten Menschen jedoch können meist schon recht früh Erfahrungen auf dem Gebiet der Sexualität sammeln, was dem jungen autistischen Menschen dagegen in der Regel versagt bleibt. Daraus ergibt sich, dass man nach anderen Möglichkeiten und nach Hilfen suchen muss, um ihm einerseits die notwendigen theoretischen Hintergründe zu vermitteln, ihn andererseits aber auch befriedigende Kontakte erfahren zu lassen, wenn er den Wunsch danach verspürt.

Ersteres dürfte sicher relativ einfach möglich sein. In einer Umfrage in einem Internet-Forum wurde um Wünsche und Vorschläge gebeten. Viele Betroffene erhoffen sich das Angebot von Workshops zur Vermittlung und zum Austausch von Informationen auf dem Gebiet der Sexualität. Diese könnten teilweise nach Geschlechtern getrennt gestaltet werden, um auch persönliche Fragen wie beispielsweise zu Körperfunktionen oder zur Hygiene zu ermöglichen, sie sollten aber auch genügend Zeit für die gemeinsame Bearbeitung der Thematik beinhalten. In einer Wochenendveranstaltung könnte man z. B. am ersten Tag vermehrt Theorie anbieten und ansonsten in Form von anonym auszufüllenden Fragebögen nach den weiteren Wünschen der Teilnehmer fragen. Am zweiten Tag wäre es dann möglich, je nach Interesse mehrere Workshops anzubieten, wo speziellere Themen behandelt, aber auch beispielsweise Maßnahmen zur Empfängnisverhütung wie die korrekte Benutzung eines Kondoms erläutert werden. Vielleicht könnte für die Teilnehmer mit vermehrtem Beratungsbedarf zusätzlich eine Einzelsprechstunde mit einer Frauenärztin sowie mit Sexualpädagogen, die mit dem Behinderungsbild des Autismus vertraut sind, stattfinden. Diesbezüglich gibt es für Menschen mit Autismus derzeit nur sehr wenige geeignete Angebote, obwohl bei ihnen in der Regel Schwierigkeiten in diesem Bereich bestehen. Die Mitarbeiter der üblichen Anlaufstellen für solche Fragen sind über das Behinderungsbild des Autismus mit seinen unterschiedlichen Erscheinungsformen in der Regel nicht ausreichend informiert und können damit meist nur wenig anfangen.

Möglicherweise wird nach der gemeinsamen theoretischen Bearbeitung des Themas dann irgendwann aber auch die Frage aufkommen, wie man es anstellen könnte, einen befriedigenden sexuellen Kontakt zu haben. Dies wird sicherlich der schwierigste Teil sein, und dafür gibt es natürlich leider keine Patentlösungen. So kann man hier nur die prinzipiell zur Verfügung stehenden Hilfen und Möglichkeiten aufzählen und beschreiben. Ob diese für den jeweiligen betroffenen Menschen sinnvoll sind, ist im Einzelfall zu entscheiden.

Zu überlegen ist hierbei vorab, ob es ein Partner für eine längerfristige Beziehung auf rein sexuellem Gebiet oder für einen einzigen Kontakt sein soll oder aber einer, mit dem vielleicht auch eine Beziehung zustande kommen könnte, die über die Sexualität hinausgeht. Dies zu entscheiden ist nicht sehr einfach, aber durchaus wichtig, denn daraus leitet sich ja das weitere Vorgehen ab. Diese Wünsche und Ziele sind keinesfalls bei allen Betroffenen gleich, sie reichen von einem ersten vorsichtigen Interesse, wie sich denn eine weibliche Brust, ein erigierter Penis oder die vaginale Penetration anfühlen, bis hin zu dem Bedürfnis nach einem regelmäßigen sexuellen Kontakt. Man muss weiterhin in Betracht ziehen, wie weit der Betroffene gehen möchte und was für ihn die persönlichen Grenzen darstellen, die dann auch Berücksichtigung finden müssen. In jedem Fall sind im Rahmen dieser Vorbesprechung Maßnahmen des „Safer Sex" anzusprechen und zu erläutern, die Verwendung von Kondomen zum Schutz vor Infektionen bzw. vor einer Schwangerschaft ist dringend zu empfehlen, von riskanten Sexualpraktiken hingegen ist abzuraten.

Konkret gibt es einige Einrichtungen und auch sowohl männliche als auch weibliche Einzelpersonen, die – manchmal angeblich unter Berücksichtigung der speziellen Bedürfnisse von Menschen mit Behinderungen – ihre Dienste anbieten, die in aktiver Sexualassistenz oder Prostitution bestehen. Ob dies tatsächlich der Fall ist, ob das Angebot auch für den Menschen mit Autismus nutzbar ist und ob konkret auch auf seine Bedürfnisse eingegangen werden kann, wird vorher abzuklären sein. Unterschiedliche Behinderungen sind nicht miteinander vergleichbar, daher wird man nicht bei allen Anbietern den gewünschten Erfolg haben. Es ist im Vorfeld darauf zu achten, dass die sexuelle Dienstleistung in einer den Betroffenen nicht kränkenden und ihn nicht gefährdenden Form angeboten wird. Akzeptanz, Respekt und Freundlichkeit gegenüber dem Kunden sind hier mehr gefragt als jedes Fachwissen. Eine Kontaktaufnahme kann dabei telefonisch oder über das Internet erfolgen, häufig verfügen auch Behindertenorganisationen über entsprechende Adressen. Nachteilig bei diesem Verfahren ist die relativ lange Vorlaufzeit sowie die Tatsache, dass der betroffene Mensch zur Verwirklichung seiner sexuellen Bedürfnisse praktisch immer die Hilfe von Dritten in Anspruch nehmen muss, die für ihn im Vorfeld die Angebote auf ihre Tauglichkeit im Einzelfall prüfen und meist auch den Kontakt herstellen müssten. Relativ selbstständige Menschen mit Autismus könnte dies doch erheblich stören. Weitere Nachteile sind die meist recht hohen Kosten, die vom betroffenen Menschen selbst getragen werden müssten, und die in der Regel nur knapp bemessene Zeit, die für den Kontakt zur Verfügung steht und die teilweise doch recht penibel eingehalten wird, gleichgültig, ob es bereits zu einer Befriedigung gekommen ist oder nicht. Im Internet sind Berichte von Männern mit Behinderungen zu finden, die eine solche Dienstleistung in Anspruch genommen hatten und dann kurz vor dem Orgasmus den Abgang der bestellten Dame mit ansehen mussten, da die Zeit abgelaufen war (vgl. WieND – Die Online-Zeitung: Behinderung & Sexualität). Eine unglaubliche Vorstellung!

Eine weitere Möglichkeit wären Kontaktanzeigen, sowohl das eigene Aufgeben derselben als auch das Durchsehen der Anzeigen in Zeitschriften oder bei Partnervermittlungsinstituten, auch im Internet, sowie das Reagieren auf interessant erscheinende Inserate. Hierzu dürften jedoch nur wenige Menschen mit einer autistischen Störung in der Lage sein, die meisten von ihnen wird dies überfordern und von ihnen kommunikative Fähigkeiten verlangen, die ihre Möglichkeiten deutlich übersteigen. Dennoch könnte auch im Rahmen der Behandlung überlegt werden, wie solche Anzeigen gestaltet und wie die Kontakte mit eventuellen Interessenten hergestellt werden könnten. Durch die Möglichkeit, mit Hilfe von E-Mails statt telefonisch zu inserieren sowie zu antworten, sind die Chancen auch für Menschen mit Autismus dabei sicher deutlich gestiegen, denn die Anonymität am Bildschirm ermöglicht es eher, offen zu sein, Schwächen und Schwierigkeiten einzugestehen oder Wünsche zu formulieren. Um unnötige Rückfragen zu vermeiden, sollten die Anzeigen im eigenen Interesse so präzise formuliert sein, dass mögliche Interessenten sofort wissen, womit sie es zu tun haben.

Es bliebe die Alternative, sich allein oder in Begleitung in entsprechende Etablissements zu begeben und dort auf eine Chance zu warten. Damit sind ganz unterschiedliche Orte zur Ausübung sexueller Aktivitäten gemeint. Dort wird der autistische Mensch zwar in der Regel ebenfalls darauf angewiesen sein, dass jemand den ersten Schritt macht und auf ihn zukommt, was hier aber durchaus im Bereich des Möglichen liegt. Dies wird sicher die spontanste Möglichkeit für diejenigen Betroffenen sein, die um die Risiken solcher Aktivitäten wissen und sich effektiv davor schützen können. Gleichzeitig handelt es sich hierbei aber auch um die anonymste Art eines sexuellen Kontakts und auch um die am wenigsten anspruchsvolle, was die Beziehungs- und Kontaktfähigkeit betrifft.

Vielleicht wird man jetzt ein wenig die Nase rümpfen und sich fragen, ob denn ein solcher Kontakt wirklich die Bedürfnisse des Menschen mit Autismus wird befriedigen können. Natürlich wird dies nicht bei jedem Betroffenen der Fall sein, und man darf nicht vergessen, dass alle hier vorgestellten Möglichkeiten letztlich nur ein unvollkommener Ersatz für die in der Regel ersehnte Partnerschaft und kein Allheilmittel für ein befriedigendes Sexualleben sind. Die meisten Menschen mit Autismus werden sich wohl eine befriedigende emotionale Beziehung mit echter menschlicher Zuneigung, Zärtlichkeit und Wärme wünschen, mit solchen Komponenten also, die nicht gekauft werden können. Wenn sie aber niemanden für eine Partnerschaft finden, bleiben sie allein mit ihrer Sehnsucht. Darin unterscheiden sie sich von nicht autistischen Personen keineswegs. Letztere können sich jedoch Ersatzpartner wenigstens für das Gebiet der Sexualität suchen, was für Menschen mit Autismus in der Regel nur schwer möglich ist. Für diejenigen von ihnen, die sich aber dennoch nach einem relativ unkomplizierten und unverbindlichen sexuellen Kontakt sehnen, könnte die letztgenannte Möglichkeit tatsächlich die beste Lösung darstellen und die Härte des Alleinseins ein wenig abfedern.

Schließlich, und dies ist wohl die schwierigste Situation, wird es auch Betroffene geben, die deutlich mehr Unterstützung und Hilfestellung brauchen, um zwischenmenschliche Sexualität befriedigend erleben zu können. Hierbei muss bedacht werden, dass in diesem Fall die rechtliche Lage in Deutschland problematisch ist. Die Grenze zwischen der Hilfestellung und Anleitung zum Geschlechtsverkehr einerseits und dem sexuellen Missbrauch andererseits ist schwammig und häufig schwer zu ziehen. Es wird eine besondere Herausforderung für alle Beteiligten darstellen, auch in diesen Fällen zu einer befriedigenden Lösung zu kommen.

Zusammenfassend ist das Bedürfnis nach einem gelegentlichen oder auch regelmäßigen sexuellen Kontakt sicher bei vielen Betroffenen durchaus vorhanden, für eine Umsetzung, die auch ihren besonderen Bedürfnissen gerecht wird und sie nicht überfordert, müssten allerdings speziell auf sie zurechgeschnittene Möglichkeiten geschaffen werden. Bis dahin wird die Situation für Menschen mit Autismus im Hinblick auf das Erleben der eigenen Sexualität leider in der Regel weiter unbefriedigend bleiben.

Es wäre jedoch bereits ein Fortschritt, wenn es in naher Zukunft wenigstens gelingen könnte, die Therapeuten und andere Bezugspersonen autistischer Menschen für dieses wichtige und schwierige Thema zu sensibilisieren und gemeinsam zu versuchen, auch hierfür eine für beide Seiten befriedigende Lösung zu finden. Das Recht auf ein angemessenes Erleben der Sexualität gehört schließlich zu den Grundrechten aller, auch autistischer Menschen. Außerdem sind die Betroffenen, wie alle anderen Leute auch, wichtig und wertvoll. Sie dürfen nicht einfach übergangen werden. Auch nicht im Bereich der Sexualität.

So bleibt abschließend die Frage, wer in den Fragen der Sexualität der beste Ansprechpartner für den autistischen Menschen sein kann. Auch das ist natürlich im jeweiligen Einzelfall zu entscheiden. In vielen Fällen wird es sinnvoll sein, wenn der Therapeut des Betroffenen diese Aufgabe selbst übernimmt, denn er kennt seinen Patienten in der Regel am besten und wird ihm so gut helfen können wie niemand sonst. Dieser Möglichkeit müssen allerdings sowohl der Betroffene als auch der Therapeut selbst zustimmen, bei eventuell bestehenden Vorbehalten sollte lieber nach Alternativen gesucht werden. Führt man die Beratung selbst durch, so wird die Bereitschaft unumgänglich sein, sich auch mit der eigenen Sexualität ausreichend auseinanderzusetzen. Vor allem in schwierigen Fällen sollte außerdem die Möglichkeit gegeben sein, sich im Rahmen einer Super- oder Intervision Unterstützung zu holen. Schwierigkeiten könnten sich aus einer langjährigen Behandlung heraus ergeben, aus Ängsten des Betroffenen vor einer möglichen Ablehnung durch den Therapeuten wegen vermeintlicher sexueller „Abartigkeiten" sowie aus Faktoren, die in der Person des Therapeuten selbst begründet liegen. Eine gute Richtlinie könnte darin bestehen, die Sexualberatung des Betroffenen dann selbst zu übernehmen, wenn bei ihm keine gravierend auffälligen sexuellen Verhaltensweisen zu bestehen scheinen, wenn sich sein Erleben und seine Fantasie auf sexuellem Gebiet also nicht zu sehr von der „Normalbevölkerung" unterscheiden. Ist dies jedoch der Fall, so sollte insbesondere in solchen Fällen, in denen Auffälligkeiten bestehen und die vom Therapeuten abgelehnt werden, die Beratung in Fragen der Sexualität an einen Kollegen delegiert werden, um den Fortgang der weiteren Behandlung nicht zu gefährden. Schließlich könnte aus einer Ablehnung eines einzelnen Bereiches schnell die Ablehnung des Betroffenen an sich entstehen, was für beide Seiten fatal wäre. Man wird außerdem auch dann die Behandlung delegieren müssen, wenn erhebliche eigene Probleme auf sexuellem Gebiet bestehen, die im Rahmen der Selbsterfahrung nicht ausreichend geklärt werden konnten.

Falls die Beratung für den Bereich der Sexualität nicht selbst übernommen werden kann, muss unbedingt versucht werden, dem Betroffenen dies in einer ihn nicht kränkenden und verletzenden Form zu vermitteln. In vielen Fällen wird er dennoch daraus den Schluss ziehen, dass seine Sexualität eben doch nichts ganz „Normales" darstellt, das wie bei anderen Menschen auch seinen Platz haben darf, sondern dass sogar der Mensch, der ihm gegenüber ansonsten durch sein stets wohlwollendes Verstehen in Erscheinung tritt, diese Fragen aus der Behandlung ausklammern möchte und ihnen daher ein ganz besonderes Gewicht (im negativen Sinne) verleiht.

Es soll hier deshalb dafür plädiert werden, den Schritt der Delegierung der Sexualberatung nicht vorschnell, sondern erst nach reiflicher Überlegung zu unternehmen. Schließlich wird der Therapeut hier in der Regel „Neuland" betreten, da es ja üblicherweise nicht vorgesehen ist, sich im Rahmen einer therapeutischen Behandlung auf diese Weise dem Thema Sexualität zu nähern. Nach einiger Zeit wird man jedoch auch auf diesem Gebiet routinierter und erfahrener werden und sich damit besser fühlen. Es empfiehlt sich also, sich einige Zeit dafür zu nehmen und sich, falls irgend möglich, auf diesen Prozess einzulassen.

Wohnen

Die Wohnsituation speziell für zumindest durchschnittlich begabte erwachsene Menschen mit Asperger-Syndrom ist nach wie vor unbefriedigend, denn bislang gibt es leider so gut wie gar keine Wohnformen, die ihren Bedürfnissen entsprächen und in denen sie sich wohl und „zu Hause" fühlen könnten. Für eine Intensivbetreuung in einem Wohnheim sind die Betroffenen in der Regel zu selbstständig, ihre Fähigkeiten ebenso wie ihr Wunsch nach Privatsphäre viel zu stark ausgeprägt, für ein völlig unabhängiges Wohnen aber sind sie häufig längst nicht autonom genug, besonders im Hinblick auf kommunikative sowie lebenspraktische Fähigkeiten. Wünschenswert für die Zukunft wären daher in vielen Fällen „Zwischenformen", also Wohnmöglichkeiten halbgeschützter, halboffener Art ohne völlige Selbstständigkeit, aber auch ohne völlige Kontrolle, vielleicht „so ein Rondell mit kleinen Wohnungen, wo alle einzeln leben in ihren Wohnungen und sich in der Mitte in einem Kommunikationszentrum treffen könnten" (Kaminski, 2006, S. 10).

Viele Betroffene wohnen aufgrund der nicht vorhandenen Alternativen noch zu Hause bei ihren Eltern, aber diese werden ja auch älter und sich daher irgendwann wohl nicht mehr ausreichend um ihre Kinder kümmern können. Außerdem haben sie natürlich auch den berechtigten Wunsch, nach all den langen und häufig schwierigen Jahren der Betreuung und Begleitung ihrer älter werdenden Kinder mit Autismus auf deren Lebensweg nun auch noch einige Zeit für sich selbst zur Verfügung zu haben und schließlich einen einigermaßen ruhigen „Lebensabend" verbringen zu können. Und schließlich wird vielleicht auch der Betroffene selbst irgendwann den Wunsch verspüren, von zu Hause auszuziehen und sein eigenes Leben einzurichten.

Das Leben in einer Wohngemeinschaft gestaltet sich aufgrund der speziellen Persönlichkeitsmerkmale des Menschen mit Autismus häufig ebenfalls schwierig, aber auch einfach deswegen, weil dieser am Ende des Tages doch oft wird allein sein wollen. Die ständige Anwesenheit anderer könnte ihm sehr schnell zu viel werden, da er sich womöglich in der Gesellschaft anderer Leute nicht wird entspannen und das Zusammensein daher nicht immer wird genießen können. Außerdem wird es dem Betroffenen allein wahrscheinlich auch nur schwer gelingen, sich passende Mitbewohner auszusuchen und vor allem hierbei an solche Menschen zu geraten, die es gut mit ihm meinen und vor denen er sich nicht fürchten muss. Sie sollten gleichzeitig seine Eigenheiten akzeptieren und respektieren und in der Lage sein, damit umzugehen, sie sollten höflich und tolerant sein, zugleich aber auch zuverlässig und vorhersehbar in ihren Entscheidungen und beispielsweise vereinbarte Zeitvorgaben auch einhalten etc.

Was bleibt, sind in vielen Fällen mehrere Versuche im Hinblick auf ein eigenständiges Wohnen und ein eigenes „Zuhause", die häufig erfolglos abgebrochen werden müssen und zu großen Frustrationen sowohl der Betroffenen selbst als auch der Eltern oder der sonstigen Bezugspersonen führen können.

Ich selbst wohne noch bei meinen Eltern, habe dort ein großes Zimmer im Dachgeschoss, das mir ein wichtiger Rückzugsort ist, ein Ort der Ruhe und der Stille, mein Zufluchtsort in dieser hektischen und lauten Welt. Ich habe es mir schön und gemütlich eingerichtet. Dieser Raum ist frei von den lärmenden Gedanken, frei von den Erwartungen und Wünschen der Menschen draußen in der Welt. Ich freue mich über die Zeit, die ich dort verbringen kann. Ich bin sehr gern dort, weil es meine Heimat ist.

Zweimal hatte ich bislang versucht, von zu Hause auszuziehen. Dies war im praktischen Jahr, dem letzten Jahr meines Medizinstudiums, ich habe dabei jeweils in einem Mitarbeiterwohnheim an meinem entsprechenden Arbeitsort gewohnt. Das war eine sehr schwierige Zeit für mich, denn ich hatte es nicht geschafft, Kontakte zu Arbeitskollegen oder Mitbewohnern aufzubauen, ich vereinsamte jeweils bereits nach nur wenigen Tagen und entwickelte wieder einmal eine schwere depressive Episode. Nur mit großer Mühe gelang es mir damals, diese Praktikumsphase dennoch erfolgreich abzuschließen, und bislang habe ich keinen neuen Umzugsversuch gestartet. Ich habe damals gemerkt, dass äußere Stabilität sehr wichtig ist für mein Wohlbefinden.

In der Therapie von Menschen mit Autismus wird es immer wieder notwendig werden, auf die jeweiligen Schwierigkeiten des Betroffenen im Hinblick auf ein eigenständiges Wohnen näher einzugehen. Es kann sich dabei um die Unfähigkeit handeln, den Tag selbstständig zu strukturieren, insbesondere dann, wenn keine regelmäßige Berufstätigkeit besteht, die bereits eine gewisse Struktur vorgäbe. Es kann dann nötig sein, sinnvolle Freizeitbeschäftigungen auszuprobieren, zu erlernen und einzuüben. Als hilfreich werden außerdem meist schriftliche Vorgaben in Form von Tages- und Wochenplänen empfunden, die vorher gemeinsam erarbeitet werden sollten und eine große Unterstützung bei der Gestaltung des Tagesablaufs darstellen können. Dabei darf allerdings nicht vergessen werden, zwischendurch immer auch eine ausreichend lange Zeitspanne für kurzfristig anfallende unvorhergesehene Tätigkeiten einzuplanen.

Eventuell bestehende Spezialinteressen sollten, auch wenn sie in manchen Fällen unangemessen erscheinen mögen, nicht völlig unterbunden werden, da sie gerade in schwierigen Zeiten sehr zur Beruhigung und zum Wohlergehen des Betroffenen beitragen werden.

Manche Menschen mit Autismus haben weiterhin Probleme, mit dem ihnen zur Verfügung stehenden Geld eigenverantwortlich umzugehen. Sie sollten zumindest anfangs ein Haushaltsbuch führen oder den entsprechenden Betrag vorher einteilen, damit sie ein Gefühl für die für sie möglichen Anschaffungen und die dabei jeweils benötigten Finanzmittel entwickeln. Andere Betroffene werden Hilfe beim Einkaufen, bei der Auswahl und beim Zubereiten von schmackhaften und nahrhaften Mahlzeiten benötigen. Sie brauchen hierfür oftmals eine detaillierte Anleitung, um die einzelnen Arbeitsschritte zu planen und aufeinander abzustimmen. Es kann ferner Unterstützung bei der Gesundheitsfürsorge einschließlich der Planung, Vorbereitung und Durchführung notwendiger Arztbesuche, bei der Auswahl und dem Kauf von angemessener Kleidung oder beim Sauberhalten der Wohnung vonnöten sein. Die oft zwanghafte Fixierung auf bestimmte Lebensmittel oder Kleidungsstücke kann dabei erhebliche Probleme bereiten, manche Betroffene mögen beispielsweise nur Nahrungsmittel einer bestimmten Farbe oder verlangen nach immer denselben Speisen. All diese und noch viele weitere Dinge, die individuell Schwierigkeiten bereiten, müssen beachtet und angegangen werden, und mit einiger Geduld wird es in der Regel gelingen, effektive Hilfsmaßnahmen zu erarbeiten. Diese können beispielsweise schon allein darin bestehen, zukünftig in größeren Geschäften einzukaufen, wo ein ungestörtes Ausprobieren möglich ist, und stattdessen den kleinen Laden, wo stetige individuelle Beratung geboten wird, lieber zu meiden (aber auch hier gilt, dass es natürlich Ausnahmen gibt, so wird es auch Menschen mit Autismus geben, die sich gern beraten lassen und aus einem überschaubaren Sortiment auswählen möchten. In der Regel bevorzugen sie jedoch eine anonyme Atmosphäre und ein ungestörtes Umsehen).

Nicht zuletzt aber sollten doch auch einige Anstrengungen unternommen werden, die Wohnsituation für den Betroffenen im Rahmen seiner Fähigkeiten angenehm und befriedigend zu gestalten. Dabei sollte darauf geachtet werden, dass für ihn nicht nur eine vorübergehende Möglichkeit geschaffen wird, sondern es sollte sich vielmehr um eine langfristige oder gar eine Dauerlösung handeln. Der autistische Mensch wird sehr dankbar für möglichst wenige Umzüge und nur wenige und überschaubare Veränderungen in seiner Umgebung und seiner Wohnung sein. Dies wird sehr entscheidend für seine Stabilität und sein Wohlbefinden sein. Die meisten Betroffenen sind nur wenig anspruchsvoll, was ihren Lebensstandard betrifft, dennoch muss die Einrichtung des Wohnraumes auch ihren eigenen Wünschen und Vorstellungen entsprechen. Die optischen und akustischen Reize sollten dort möglichst gering gehalten werden, und in regelmäßigen Abständen sollte eine Bezugsperson zur Verfügung stehen, die über ausreichende Kenntnisse auf dem Gebiet des Autismus verfügt. Die Möglichkeit eines betreuten Einzelwohnens könnte daher für viele Betroffene eine gute Hilfe darstellen.

In den nächsten Jahren wird sich im Wohnbereich vermutlich einiges tun. Es werden in absehbarer Zeit Wohneinheiten auch für erwachsene Menschen mit Asperger-Syndrom zur Verfügung stehen, auch für solche Betroffene, die nur wenig Betreuung benötigen. Die Situation wird sich daher wahrscheinlich demnächst entscheidend verbessern. Dies ist sehr zu begrüßen. Die Lobby für autistische Menschen wird allmählich auch in Deutschland größer, und es werden verstärkte Anstrengungen unternommen, auch ihnen gerecht zu werden. Das ist eine Aussicht, die doch etwas zur Beruhigung beitragen kann, sowohl für die Eltern oder sonstigen Bezugspersonen, vor allem aber auch für die Betroffenen selbst, die ihr „endgültiges" Zuhause noch nicht gefunden haben. Es wird für sie in Zukunft einiges etwas leichter werden, auch wenn die Finanzierung für all diese Maßnahmen natürlich immer schwieriger werden wird. Dennoch sollte man hier durchaus optimistisch sein.

Für mich selbst würde ich mir sehr wünschen, wenn es die Möglichkeit gäbe, in einem Wohnprojekt zu leben, wo ich das Frühstück einnehmen oder einen Kaffee trinken könnte, wenn ich das wollte, und wo es vor allem jemanden gäbe, der sich um „das Drumherum" kümmerte: der also für die notwendigen Reparaturen sorgte, wenn etwas erneuert werden müsste, der den Garten mit schönen Blumen und Pflanzen versähe und diese bewässerte, der also all die Dinge übernähme, die mir selbst nicht möglich wären. Vielleicht ließen sich diese Vorstellungen in einem größeren Appartementhaus verwirklichen, wo mehrere Betroffene wohnen und sich die Gartenanlagen und die Gemeinschaftsräume teilen könnten. Dabei würde ich mir sehr wünschen, dass es auch eine Katze gäbe, mit der auch ich spielen und die auch ich streicheln könnte. Ich glaube, wenn es eine solche Einrichtung gäbe, könnte ich mit nur relativ wenig Hilfe recht selbstständig zurechtkommen. Ich würde natürlich auch für diese Hilfe bezahlen und wäre froh und dankbar dafür, denn ohne eine gewisse Unterstützung werde ich es wohl nicht schaffen. Wichtig wäre mir dabei jedoch, dass es keine Verpflichtungen zur Gemeinschaft gäbe wie gemeinsames Zubereiten und Einnehmen der Mahlzeiten oder Wochenendausflüge. Ich müsste schon meine Freizeit selbst planen und einteilen können. Gegen gelegentliche Treffen in den Gemeinschaftsräumen oder in der Cafeteria wäre aber sicher nichts einzuwenden, das könnte angenehm sein.

Ich stelle mir vor, dass es zukünftig vielleicht regionale Arbeitsgruppen mit sowohl einigen Betroffenen als auch Vertretern der entsprechenden Verbände zur Planung und Realisierung solcher Projekte geben könnte. Ich denke, damit wäre vielen Menschen mit Asperger-Syndrom sehr geholfen.

Wichtig erscheint allerdings, darauf hinzuweisen, dass einige Anstrengungen unternommen werden sollten, um, etwa im Falle einer betreuten Wohngruppe, geeignete Mitbewohner für den autistischen Menschen zu finden, Personen, die ihm wohl gesonnen sind, die ihn akzeptieren und die er in seiner Nähe ertragen kann. Er selbst sollte an der Auswahl seiner Nachbarn beteiligt, aber auch dabei unterstützt werden, ebenso wie bei der Herstellung von neuen und der Pflege von bereits bestehenden Kontakten innerhalb und außerhalb seiner Wohnung sowie zu seiner Herkunftsfamilie. Es wird ein völlig neues Gefühl für alle Beteiligten darstellen, ihnen Mut machen und Anlass zur Hoffnung geben, wenn es dem Betroffenen schließlich gelingt, seine Eltern zu sich nach Hause einzuladen und sie in seiner eigenen Wohnung zu bewirten.

Schließlich wird es notwendig sein, sich Gedanken zum Thema „Alter(n)" zu machen. Leider fehlen bis jetzt veröffentlichte Erfahrungen mit autistischen Menschen im Alter, aber es ist davon auszugehen, dass es in den nächsten Jahren weitere Erkenntnisse auf diesem Gebiet geben wird. Es werden dabei die speziellen Bedürfnisse von Betroffenen im Hinblick auf Hilfs- und Pflegemaßnahmen sowie auf die bautechnische und logistische Ausstattung zu berücksichtigen sein. Es ist weiter davon auszugehen, dass autistische Menschen im Alter sogar in besonderem Umfang auf eine adäquate Betreuung angewiesen sein werden, auch diejenigen von ihnen, die in jüngeren Jahren nicht betreut untergebracht waren. Während sie zu dieser Zeit meist über ein gut funktionierendes Netzwerk von Hilfsangeboten verfügen (Eltern oder sonstige Bezugspersonen, Therapeuten, Ärzte etc.), ist zu befürchten, dass sie beim Wegfall desselben durch Tod etc. mit fortschreitendem Alter zunehmende Unterstützung benötigen werden. Daher wird es unumgänglich sein, entsprechende Konzepte für Menschen mit Autismus im Alter zu erarbeiten.

Schulausbildung

Für viele Menschen mit Autismus stellt die Schulzeit die bei weitem schlimmste Zeit ihres Lebens dar. Einige von ihnen gehen nur sehr ungern zur Schule, und manche Klassenkameraden wollen die autistischen Mitschüler nur sehr ungern bei sich haben. In diesem Punkt besteht meist Einigkeit auf beiden Seiten. Aufgrund ihrer verminderten sozialen Kompetenz, insbesondere im Umgang mit Gleichaltrigen, ihrer Außenseiterrolle, ihrer oftmals gestelzten Sprache, motorischer und sozialer Ungeschicklichkeit sowie Gutgläubigkeit und Naivität besteht für die Betroffenen ein erhöhtes Risiko für Demütigungen und Verletzungen aller Art seitens ihrer Umgebung (Mitschüler oder auch Lehrer; Spitczok von Brisinski, 2005).

Häufig verlaufen die ersten Schuljahre noch einigermaßen ruhig, und die größten Schwierigkeiten entwickeln sich erst in der zweiten Hälfte der Schulausbildung, dann nämlich, wenn die sozialen Kontakte immer wichtiger und die Anforderungen im Unterricht insbesondere im Hinblick auf soziale Kompetenzen immer höher werden, wenn sich außerdem die Erwartungen an Selbstständigkeit und Organisationsfähigkeit verstärken und wenn der Betroffene sich im Vergleich zu seinen Mitschülern zugleich als zunehmend „anders" erlebt. Ein weiteres Problem ist die häufig nur geringe Toleranz der Klassenkameraden gegenüber dem Schüler mit Autismus. Er ist diesen oft hilflos ausgesetzt, und nicht selten bringen sie ihn unter einem Vorwand dazu, unerlaubte Dinge zu tun, die er normalerweise niemals tun würde und für die er dann geradestehen muss, ohne sich einer Schuld bewusst zu sein. Die im späteren Leben bestehende Wahlmöglichkeit der Kontaktpersonen gibt es während der Schulzeit in der Regel nicht, sämtliche Mitschüler sind einfach vorhanden, ob sie dem Betroffenen positiv gegenüberstehen oder nicht.

Die Kombination all jener Schwierigkeiten führt in diesem Lebensabschnitt häufig zu Phasen der Depression bzw. Aggression, die sich dann fast zwangsläufig auch auf die schulischen Leistungen auswirken. Spätestens in dieser Zeit wird das Thema Schule auch in der Therapie von Menschen mit Autismus einen breiten Raum einnehmen müssen, es wird hier immer wieder neuen Beratungsbedarf geben, und es wird möglicherweise auch gehäuft zu Krisensituationen kommen, die einer raschen Intervention seitens des Therapeuten bedürfen.

Vielleicht wird es sinnvoll sein, dazu den autistischen Schüler in der Schule zu besuchen, um ihn auch in diesem Lebensbereich kennen zu lernen, um Faktoren zu erkennen, die sich auf sein Lernverhalten ungünstig auswirken könnten, und um schließlich konkrete Vorschläge zur Abhilfe machen zu können.

Ich selbst bin anfangs meist gern in die Schule gegangen, hatte auch recht gute Noten gehabt und Spaß daran, viele neue Dinge zu lernen. Schon zu Beginn meiner Schulzeit mochte ich am liebsten Mathematik und Rechtschreibung, aber auch Erdkunde, Werken und Basteln. Leider gab es einige Fächer jedoch nur zeitweise und nicht durchgängig. In diesen Fächern kannte ich mich gut aus, auf anderen Gebieten dagegen fehlten mir teilweise sogar die wichtigsten Grundkenntnisse.

Für die Lehrer kann es recht verwirrend sein, wenn der Schüler mit Autismus in den verschiedenen Fächern völlig unterschiedliche Zensuren erreicht und auch in denselben Fächern an verschiedenen Tagen unterschiedliche Leistungen zeigt, außerdem im Unterricht vielleicht nur wenig Aufmerksamkeit zu zeigen scheint und somit als desinteressiert und möglicherweise sogar faul erscheint. Aufgrund seines Auftretens kann es weiterhin passieren, dass der

Betroffene von seinen Lehrern für nicht sehr intelligent gehalten und ihm dies auch direkt vermittelt wird. Das kann für ihn sehr frustrierend sein, insbesondere dann, wenn er selbst davon überzeugt ist, eine Aufgabe schaffen zu können. Leider gibt es gar nicht so selten Menschen, die in diesen Dingen nicht feinfühlig genug sind und dadurch möglicherweise großen Schaden anrichten können. Es wird in solchen Fällen notwendig sein, dem Lehrer deutlich zu vermitteln, wo die Grenzen des Machbaren für den betroffenen Menschen liegen, welche Anforderungen er bewältigen und welche Aufgaben er lösen kann, welche Dinge ihm dagegen störungsbedingt nicht möglich sein werden. Nur so sind Missverständnisse mit Über- bzw. Unterforderung oder Kränkungen zu vermeiden.

Der damalige Schulleiter meiner Schule fragte mich, als er mir mein Abiturzeugnis überreichte, ob das Gerücht denn stimmte, dass ich Medizin studieren wollte. Ohne meine Antwort abzuwarten, fügte er hinzu, das sollte ich bloß sein lassen, das könnte ich doch gar nicht schaffen, dafür sei ich viel zu faul und auch längst nicht intelligent genug. Leider ist es mir nicht gelungen, nach meinem erfolgreichen Studienabschluss nochmals diese Schule aufzusuchen, um ihn vom Gegenteil zu überzeugen. Es hatte mich sehr gekränkt, dass sich die Nachricht von meinem Berufswunsch so verbreitet hatte und von allen als völlig unrealistisch angesehen und bestenfalls belächelt wurde. Der Schulleiter war nicht der einzige Lehrer gewesen, der mir dies mitgeteilt hatte. Bis heute ist mir nicht klar, was ihnen diese Sicherheit gab, dass ich dafür auf keinen Fall geeignet sei. Ich selbst jedenfalls wollte unbedingt Medizin studieren, und ich wusste, dass ich es schaffen würde. Glücklicherweise habe ich mich von den Pessimisten nicht von meinem Studium abhalten lassen.

Es wird hilfreich oder manchmal sogar notwendig sein, die Lehrer über das Behinderungsbild des Autismus sowie über die spezifischen Eigenheiten und Schwierigkeiten des entsprechenden Schülers zu informieren, um damit zu einem besseren Verständnis und zu adäquater und suffizienter Unterstützung beizutragen. Nicht verschwiegen werden sollten dabei aber auch die besonderen Stärken und Fähigkeiten des betroffenen Menschen, der häufig über eine gute Beobachtungsgabe und ein gutes Gedächtnis verfügt. Er wird daher in den Aufgaben, die eine reine Gedächtnis- und keine Verständnisleistung verlangen, möglicherweise gute Leistungen zeigen können, obwohl er nichts von dem Lernstoff verstanden hat. Dies muss bei entsprechenden Leistungskontrollen bedacht werden.

Es wird außerdem nötig sein, dem autistischen Schüler mit sehr konkreten Aufgabenstellungen behilflich zu sein, da er die nicht anschaulich genug beschriebenen Anforderungen falsch oder gar nicht verstehen könnte, was sich insbesondere in höheren Klassen beispielsweise bei Aufsätzen zeigen wird. Aber auch im Fach Mathematik, in dem viele Betroffene vergleichsweise gute Leistungen zeigen, wird es bei den Textaufgaben Schwierigkeiten geben, mit denen sie oft hoffnungslos überfordert sind, da es ihnen häufig nicht gelingt, zwischen den wesentlichen Informationen des Textes und den absichtlich eingebauten Verwirrungen zu unterscheiden, und da so trotz der in der Regel durchaus vorhandenen Mathematikbegabung diese Aufgaben für sie häufig nicht zu lösen sind. Vielleicht werden sich für den autistischen Schüler andere Aufgaben finden lassen, die genauso gut seine Mathematikkenntnisse überprüfen können. Die Forderung an die Lehrerschaft, klare und eindeutige Anweisungen zu geben, bedeutet auch, auf Ironie in der Sprache oder mehrdeutige Äußerungen möglichst völlig zu verzichten oder aber sofort deren Bedeutung mitzuteilen. Geschieht dies nicht, muss sich ein Lehrer im Klaren darüber sein, dass dem autistischen Schüler in diesem Fall ein Verstehen und ein adäquates Befolgen der Anweisungen in der Regel nicht möglich sind. Dies muss auch bei entsprechenden Äußerungen seitens der Mitschüler bedacht werden, die Reaktionen des Betroffenen nach sich ziehen können, die üblicherweise sanktioniert werden.

Bereits in einer der höheren Klassen hatte eine Mitschülerin Probleme mit ihrem Schreibmäppchen. Der Reißverschluss klemmte, und sie war eine Weile damit beschäftigt, diesen zu schließen. Schließlich gab sie entnervt auf und rief durch den Raum, dieses blöde Mäppchen sollte man am besten in den Mülleimer werfen. Ich verstand dies als Aufforderung, stand auf, nahm das Mäppchen von ihrem Pult und warf es in den Mülleimer, was mir sofortige Äußerungen des Entsetzens und durch den Lehrer auch gleich einen Klassenbucheintrag einbrachte. Ich verstand überhaupt nicht, was ich falsch gemacht hatte und was da vor sich ging. Und das war nicht das einzige Beispiel dieser Art gewesen. Ich war in dieser Schule einfach hoffnungslos verloren, es gab niemanden, der mich beschützt und der mir die wichtigsten Dinge erklärt hätte, und so häuften sich schließlich die Klassenbucheinträge, was dann auch eine sehr schlechte Note im Fach „Betragen", das es damals bei uns noch gab, zur Folge hatte. Alle dachten also, ich sei böse und könnte mich nicht benehmen, und da ich es schwarz auf weiß hatte, nutzte es nichts, ihnen zu widersprechen. Sie hätten es nicht verstanden, denn ich hätte nicht geschafft, es ihnen verständlich zu vermitteln. Die Situation war also hoffnungslos, und so konnte ich nichts weiter tun, als dem Ende meiner Schulzeit entgegenzufiebern.

Ob ein Schüler mit einer autistischen Behinderung in einer Regelschule zurechtkommt, wird vor allem von den Einstellungen des Schulleiters und des Lehrerkollegiums ihm gegenüber abhängen. Engagierte, geduldige und verständnisvolle Lehrer können einem Menschen mit Autismus zu einer recht erfolgreichen Schulzeit verhelfen, und diese Möglichkeit muss unter allen Umständen genutzt werden, bildet ein erfolgreicher qualifizierter Schulabschluss doch eine wichtige Grundlage für eine den Betroffenen befriedigende und seinen Möglichkeiten und Interessen gerecht werdende spätere Berufstätigkeit. Wünschenswert wären daher flächendeckende autismusspezifische Informations- und Fortbildungsveranstaltungen für Lehrkräfte sowie die Verfügbarkeit entsprechender Fachliteratur. Sind diese Möglichkeiten nicht ausreichend gegeben, wird hier vielleicht auch der Therapeut gefordert sein, diese Lücke durch gezielte Informationen zu schließen.

Eine wichtige Aufgabe des Therapeuten besteht auch darin, seinen Patienten zu ermutigen, ihm bzw. seinen Eltern von den Dingen zu berichten, die sich in der Schule oder auch in der Freizeit ereignen, und positive wie negative Erlebnisse und Erfahrungen mitzuteilen. Viele Betroffene haben hierbei große Schwierigkeiten. Es ist ihnen in vielen Fällen gar nicht klar, dass es sinnvoll sein könnte, ihre Erfahrungen mit anderen Menschen zu teilen, und sie kommen häufig gar nicht auf diese Idee. Es kann sehr langwierig sein, bis auf diesem Gebiet eine Veränderung erreicht wird, aber es erscheint außerordentlich wichtig, dies zumindest zu versuchen.

Immer wieder wird die Hilfe des Pädagogen notwendig sein, um dem betroffenen Schüler auch zu befriedigenden Kontakten mit seinen Mitschülern zu verhelfen, um hier bei Problemen vermittelnd einzugreifen und die nicht autistischen Kinder auf den richtigen Umgang mit dem Mitschüler vorzubereiten. Vielleicht kann es mit seiner Hilfe gelingen, dem Schüler mit Autismus zu freundschaftlichen Beziehungen zu verhelfen und gleichzeitig dessen Angst vor dem täglichen Schulbesuch etwas zu verringern. Für die Mitschüler sollte er im Hinblick auf den Kontakt zu dem behinderten Klassenkameraden ein Vorbild darstellen, an dem sie sich orientieren können. Dass diesen gegenüber keine negativen Äußerungen über den Betroffenen gemacht werden dürfen, sollte selbstverständlich sein.

Die Angst und die Unsicherheit des Menschen mit Autismus in den Situationen, wo in der Schule ein erhebliches Maß an sozialem Miteinander gefordert wird, sollen durch die folgenden Beispiele verdeutlicht werden.

Jedes Jahr wieder hatte ich ziemliche Angst davor, mir zu Beginn des neuen Schuljahres in jedem Fach einen neuen Platz im Klassenraum suchen zu müssen. Meine Mitschüler sprachen sich offensichtlich vorher bereits untereinander ab, wer neben wem sitzen wollte. Ich wurde in ihren Planungen dabei leider nicht berücksichtigt, was mich doch immer ziemlich verletzte. Dies waren sehr schlimme Zeiten für mich, und bis heute kenne ich nicht die Gründe, weshalb man mich nicht als Tischnachbarin haben wollte. Manchmal denke ich, es war vielleicht nicht einmal böser Wille, sondern man hat schlicht und einfach vergessen, dass ich auch noch existierte. Ich war wohl einfach so wenig präsent gewesen im Klassenverband, dass man nicht auf die Idee gekommen war, mich zu berücksichtigen. Eine andere Erklärung könnte aber auch sein, dass meine Mitschüler mich für zu langweilig hielten und nicht so recht wussten, was sie mit mir anfangen sollten.

Noch schlimmer waren jedoch die täglichen Pausen zwischen den einzelnen Unterrichtsstunden. Während meine Mitschüler sich natürlich immer sehr darauf freuten und offensichtlich nur von Pause zu Pause lebten, hätte ich sehr gut darauf verzichten können, denn hier wurde das soziale Zusammensein gefordert, das jedoch völlig chaotisch und unstrukturiert und ohne jede Regel abzulaufen schien. Dies überforderte mich, und so saß ich daher in den Pausen oft auf der Schultoilette im Hof, wo ich es ruhig und friedlich hatte, wo es im Winter allerdings kalt war, und wartete dort auf den Gong, der das Pausenende anzeigte, oder aber ich lief mehrmals mit schnellen Schrit-

ten quer über den Schulhof, sodass es aussah, als sei ich beschäftigt. Ich wusste nicht, was ich ansonsten hätte tun sollen, und ich wollte nicht, dass es auffiel, dass ich allein war und keine Freunde hatte. Es hätte mir sehr geholfen, wenn ich die Pausen im Klassenzimmer hätte verbringen dürfen, wo ich mich auskannte und mich zumindest ansatzweise sicher fühlen konnte. Noch besser wäre ein separater, ruhiger Raum gewesen, in dem ich mich hätte aufhalten und mich ein bisschen hätte erholen können und wo ich gleichzeitig vor den Klassenkameraden geschützt gewesen wäre. Aber diese Möglichkeit gab es an meiner Schule leider nicht.

Für diese und andere schwierige Situationen des Schulalltags sollten möglichst Sonderregelungen für den Schüler mit Autismus getroffen werden. Dieser Nachteilsausgleich sollte auch für den schulischen Bereich zukünftig definiert werden, im Sozialgesetzbuch IX wird ja explizit darauf hingewiesen, dass bei einer vorliegenden Behinderung ein solcher zu gewähren ist (§ 126).

Ein ruhiger und geschützter Rahmen für die Pausen könnte bereits sehr viel zu einem entspannteren Schulbesuch beitragen. Eine solche Möglichkeit kann beispielsweise in der Schulbibliothek angeboten werden, wo der betroffene Schüler sich unter Aufsicht sinnvoll betätigen könnte. Auch ein separates Beschäftigungsangebot mit einfachen Bewegungsspielen wäre durchaus sinnvoll. Bestimmt ließe sich hier an nahezu jeder Schule eine Gelegenheit finden und auch ein Lehrer, der sich hierfür bereit erklären könnte. Es wäre in diesem Rahmen dann auch bereits möglich, mit dem autistischen Schüler ins Gespräch zu kommen und so einiges über sein Erleben und sein Befinden zu erfahren. Hierüber könnte dann ein Austausch mit dem Therapeuten stattfinden, um aufkommende Schwierigkeiten zeitnah bearbeiten und frühzeitig nach effektiven Hilfsmöglichkeiten suchen zu können. Überhaupt wird in den meisten Schulen eine Betreuung und Beratung der Schüler in schwierigen Situationen noch viel zu selten angeboten. Hierdurch ließen sich mit relativ geringem Aufwand doch einige ernste Probleme vermeiden.

Weiterhin kann es notwendig sein, dem Betroffenen für die Bearbeitung der ihm Schwierigkeiten bereitenden Aufgaben eine etwas größere Zeitspanne als üblicherweise vorgesehen zur Verfügung zu stellen oder aber ihn von Klassenausflügen sowie anderen außergewöhnlichen Schulveranstaltungen zu befreien, wenn er keine Freude daran hat und ihn solche Aktivitäten überfordern.

Da Menschen mit Autismus meist visuelle Lerner sind und oft mit langem Zuhören oder auch mit dem eigenständigen Lesen langer Texte überfordert sind, könnten vielleicht bevorzugt Bilder mit eher knapp gehaltenen Texten, die eventuell durch gezieltes Nachfragen des Schülers ergänzt werden, sowie Filme verwendet werden, wenn der zu vermittelnde Sachverhalt nicht real dargestellt werden kann. Da die Betroffenen häufig Schwierigkeiten mit der Konzentration haben, sind auch kurze schriftliche Zusammenfassungen des Unterrichtsstoffes sinnvoll, damit dieser im Bedarfsfall nochmals zu Hause durchgelesen werden kann. Wichtige Informationen, die auf jeden Fall gelernt werden müssen, könnten dabei besonders (farbig) hervorgehoben werden.

Vielleicht gibt es außerdem die Möglichkeit, dem motorisch ungeschickten autistischen Schüler, dem es schwerfällt, längere Texte handschriftlich zu verfassen, einen Laptop zur Verfügung zu stellen.

Eine Befreiung vom regulären Schulsport- bzw. Schwimmunterricht wird häufig nicht zu umgehen sein, da der Betroffene aufgrund seines schlechten Körpergefühls mit Ballspielen oder Gleichgewichtsübungen in der Regel überfordert ist und auch beim Schwimmen den Anforderungen meist nicht genügen kann. Wünschenswert wären die behutsame schrittweise Heranführung des Schülers mit Autismus an die sportlichen Aktivitäten und die Vermittlung derselben einzeln oder in kleinen Gruppen durch eigenes therapeutisches Personal.

Auch ich war über viele Jahre hinweg vom Sportunterricht befreit, da ich lange Zeit an Knieschmerzen litt, die doch eine sehr deutliche psychosomatische Komponente aufwiesen, wie ich heute weiß. Ich bin mir nicht sicher, wie ich das Leben und die Anforderungen damals hätte bewältigen sollen, wenn diese Schmerzen und die sich daraus ergebende Notwendigkeit des Benutzens von Gehstützen nicht bestanden hätten. All die schrecklichen Dinge wie Schulsport, Discobesuche, Klassenfahrten etc. sind mir größtenteils erspart geblieben, und das war sicher auch gut so. Aber heute denke ich manchmal, vielleicht hätte ich das auch einfacher haben können. Mit einer individuellen Förderung hätte man mir insbesondere im Sportunterricht sicher sehr helfen können. Dafür wäre aber auf diesem Gebiet qualifiziertes Personal notwendig gewesen, und vor allem hätte jemand bemerken müssen, dass ich so etwas benötigte.

Sinnvoll kann zumindest anfangs die Anwesenheit eines Schulassistenten sein, der sowohl im Unterricht als auch in den Pausen unterstützend tätig sein und somit dem Schüler helfen könnte, die Anforderungen zu bewältigen, ihm gleichzeitig aber auch einen gewissen Schutz vor den Hänseleien seiner Mitschüler bieten sollte. Zudem kann er dem betroffenen Schüler Anregungen geben, wie sein Sozialverhalten zu verbessern wäre. Auf diese Möglichkeit einer Schulassistenz sollte im Bedarfsfall auch in der Behandlung des autistischen Menschen hingewiesen werden, es könnten dann auch gemeinsam die Auswahlkriterien eines solchen Assistenten besprochen und der Hilfebedarf genauer definiert werden. Weiterhin kann man den betroffenen Schüler mit einem gezielten Nachhilfeunterricht für einzelne Fächer, die ihm Schwierigkeiten bereiten, oder auch nur für Teilbereiche dieser Fächer unterstützen, um ihm trotz seiner Schwierigkeiten eine einigermaßen erfolgreiche Teilnahme am Schulunterricht zu ermöglichen.

Die Vorgaben des Lehrplans für die jeweilige Klasse müssen, insbesondere an Regelschulen, natürlich erfüllt werden, dennoch wäre es wünschenswert, wenn es an allen Schulen, nicht nur an solchen für Schüler mit besonderen Bedürfnissen, einige zusätzliche Lehrangebote gäbe, die bislang leider meist zu kurz kommen, langfristig aber mindestens ebenso wichtig erscheinen wie die übrigen dort unterrichteten Fächer. Damit sind beispielsweise Themen gemeint wie die Gestaltung einer Freundschaft, das adäquate Verhalten gegenüber Mitmenschen, hier insbesondere gegenüber Vorgesetzten, die Vermittlung von Werten wie Mitmenschlichkeit, Toleranz und Respekt, die auch in der heutigen Zeit nicht an Bedeutung verloren haben, sondern im Gegenteil wieder zunehmend gefragt sind. Wichtig wären auch Angebote zur Verbesserung der Körperwahrnehmung, der Motorik und des Gleichgewichts. Als Wahlpflichtveranstaltungen könnten Angebote zur sinnvollen Gestaltung der Freizeit wie beispielsweise Fahrradworkshops, Kreativ- oder Bewegungsangebote etc. sinnvoll sein, um Kompetenzen zu vermitteln, für die ansonsten in der Regel keine Zeit bleibt.

Der autistische Mensch kann sich nur mühsam an Veränderungen aller Art gewöhnen. Wenn es also die Möglichkeit gibt, dass einzelne Klassen längerfristig von demselben Lehrer unterrichtet werden, wird dies für ihn sehr angenehm sein, sofern er den Lehrer als zumindest einigermaßen hilfreich erlebt. Außerdem ist es sinnvoll, die Abfolge der einzelnen Fächer vorhersehbar zu halten und die Stundenpläne nicht zu häufig zu ändern, beispielsweise ausgefallene Fächer nicht spontan durch andere zu ersetzen, um die tägliche bzw. wöchentliche Routine nicht unnötig zu durchbrechen.

Auch die Beschaffenheit des Klassenzimmers kann eine große Rolle spielen. Größere Räume, in denen möglicherweise gar mehrere Klassen gleichzeitig unterrichtet werden, sind für Schüler mit Autismus wegen der ungünstigen Akustik und der vielen Ablenkungen eher nicht geeignet, es sollten vielmehr kleine, übersichtliche Klassenräume in ruhiger Umgebung mit einer geeigneten Akustik bevorzugt und diese möglichst über einen längeren Zeitraum hinweg auch für unterschiedliche Fächer beibehalten werden. Generell sind kleinere, übersichtliche Schulen meist von Vorteil.

Die insbesondere in den höheren Klassen bestehenden besonderen Schwierigkeiten von Schülern mit einer autistischen Behinderung werden nachfolgend näher beschrieben:

„Als ich in die Oberstufe kam, fand ich diese neue Schule am Anfang traumhaft, weil sie so tolle Toiletten hatte, wie ich sie noch nie in einer Schule gesehen hatte, denn ich wusste ja, dass diese wichtig für mich waren, weil ich mich recht oft dort aufhalten musste. In den bisherigen Schulgebäuden waren die Toiletten immer kalt, aber diese hatten sogar eine Heizung, außerdem immer genug Toilettenpapier und Seife, und sie waren vor allem in ausreichender Stückzahl vorhanden, so dass es nicht auffiel, wenn ich mich oft und für längere Zeit dort aufhielt.

Aber bald merkte ich, dass es in dieser Schule für mich noch sehr viel schwerer werden würde als bisher. Es war viel mehr Eigeninitiative gefordert, man musste sich den Stundenplan zum Großteil selbst zusammenstellen. Jedes Fach wurde in einem anderen Raum von immer anderen Lehrern unterrichtet, es waren in jedem Fach andere Mitschüler anwesend. Das war alles viel zu verwirrend und chaotisch für mich, als dass es mir auch nur ansatzweise hätte gefallen können. Und so wurde dann recht bald das Schule schwänzen ein großes Problem, wobei auch das sehr schwer war für mich, denn eigentlich bin ich ein Mensch, der pünktlich und zuverlässig zu allen Terminen erscheint. Aber ich habe es einfach kaum mehr ausgehalten im Unterricht. Dort wurden zu viele Dinge gefordert, die ich nicht konnte. Es gab viel Gruppenarbeit, es gab viele Aufsätze in Form von Interpretationen, Beschreibungen, eigenen Beurteilungen usw. Dies alles waren Dinge, die mir völlig fremd waren, ich habe mich oft blamiert dabei. Da war es manchmal das kleinere Übel, einfach gar nicht erst zum Unterricht zu gehen. Das hatte außerdem noch den Vorteil, dass ich für einige Zeit allein sein konnte. Es gab ja genügend Aufenthaltsmöglichkeiten in der Schule, wo ich in Ruhe auf die nächste Stunde warten konnte, ohne dass mich die Lehrer gesehen hätten.

Manchmal haben sie mich, wenn ich wieder einmal eine schlechte Note geschrieben hatte, gefragt, warum ich denn so faul sei, aber darauf konnte ich nichts antworten, denn ich fand nicht, dass ich faul war, und ich glaube es auch heute noch nicht. Ich finde es ein bisschen schade, dass es wohl so ausgesehen hat, denn ich habe mir Mühe gegeben. Mehr ging eben leider nicht" (Preißmann, 2005, S. 21).

Immer wieder merke ich, dass es für mich nur sehr schwer auszuhalten ist, wenn ich gelobt werde. Ich freue mich natürlich sehr über ein ernst gemeintes Lob, aber ich werde dann immer auch sehr unruhig und bekomme Angst. Vielleicht legt sich das mit der Zeit etwas, vielleicht ist es einfach nur so ungewohnt. Außerhalb meines Elternhauses bin ich früher nur selten gelobt worden, die Aufmerksamkeit mir gegenüber beschränkte sich vielmehr meist auf die Dinge, die ich nicht gut gemacht hatte. So musste ich in der Schule oft meine Aufsätze vor den Mitschülern laut vorlesen, weil sie, wie ich gesagt bekommen hatte, so schlecht waren und wohl als „abschreckende Beispiele" dargestellt werden sollten. Dies war eine Vorgehensweise, die ich heute seitens der Lehrer für höchst unprofessionell halte, die damit wohl bezwecken wollten, dass ich mich endlich mehr anstrengte, die aber doch hätten merken müssen, dass es mir trotz größter Anstrengung und bestem Willen nicht möglich gewesen war, ein besseres Ergebnis abzuliefern, und die hätten merken müssen, wie sehr mich ihre Vorgehensweise kränkte, verunsicherte und demotivierte.

Bezüglich der meist nicht zu erfüllenden Anforderungen auf dem Gebiet der Sprachwissenschaften, wo Interpretationen und Beschreibungen die Regel sind, sollten die Bezugspersonen des betroffenen Schülers, aber vielleicht auch dessen Therapeut den Kontakt zu den Lehrkräften suchen. Eventuell ist auch hier eine Ausnahmeregelung möglich, vielleicht gelingt es aber auch, durch Nachhilfe auf diesem Gebiet einige entscheidende Verbesserungen zu erreichen. Man sollte mit den Betroffenen immer wieder Beschreibungen üben, insbesondere von Personen, wobei aber nicht nur auf das Aussehen Wert gelegt werden sollte, sondern vor allem auf eine Beschreibung der Persönlichkeit, der Gedanken, der Eigenschaften und der Vorlieben dieser Personen. Mit einiger Übung sind hier durchaus Erfolge möglich, allein gelassen wird der betroffene Schüler solche Anforderungen jedoch meist niemals bewältigen können, auch wenn er sonst oft sehr gut mit Sprache umgehen und einzelne Sätze geradezu genial formulieren kann.

Welche Schulform man schließlich wählen wird, wird sehr von dem individuellen Profil aus Fähigkeiten und Schwierigkeiten, vor allem aber auch von den jeweiligen Verhaltensauffälligkeiten und dem individuellen Förderbedarf abhängen und natürlich von den örtlichen Gegebenheiten. Durchschnittlich und überdurchschnittlich begabte Kinder und Jugendliche mit Asperger-Syndrom sollten selbstverständlich auch die Möglichkeit haben, eine Realschule oder ein Gymnasium zu besuchen und einen entsprechenden Schulabschluss zu erreichen. In anderen Fällen wird man vielleicht eine Schule für Körperbehinderte vorziehen oder auch eine solche für Menschen mit einer Lernbehinderung. In einigen Gegenden wird es auch spezielle Klassen für Schüler mit Autismus geben, und in Einzelfällen wird es finanziell möglich und vielleicht auch sinnvoll sein, den Betroffenen zumindest zeitweise einzeln zu Hause unterrichten zu lassen.

Häufig wird es nicht leicht sein, hier eine Entscheidung im Sinne des Betroffenen zu treffen, denn beim Einstieg in das Arbeitsleben wird die Art der Schulausbildung natürlich durchaus eine gewisse Rolle für die Berufswahl spielen und manche Berufswünsche leider von vorneherein ausschließen. Es sind daher die jeweiligen Vor- und Nachteile der verschiedenen Schulformen ausführlich gegeneinander abzuwägen und gegebenenfalls mit einem Vertrauenslehrer, dem Therapeuten oder einem guten Bekannten des betroffenen Menschen zu diskutieren.

Abschließend sollen einige Mut machende Beschreibungen von Schülern mit Asperger-Syndrom dargelegt werden, ausgehend von Erfahrungen in der Beschulung autistischer Kinder (Geißler u. Wolf, 1998):

Schüler mit Asperger-Syndrom besitzen in der Regel mindestens altersdurchschnittliche, wenn nicht sogar überdurchschnittliche kognitive Fähigkeiten. Sie haben eindeutig die Fähigkeit, miteinander zu kommunizieren. Sie sind sehr wohl in der Lage, auch sehr intensive Beziehungen zu anderen Menschen aufzubauen, sowohl zu anderen Kindern als auch zu Erwachsenen. Sie besitzen eine sehr hohe Sensibilität für emotionale Befindlichkeiten und sind sehr starke Persönlichkeiten. Letzteres zeigt sich schon allein aus der Tatsache, dass es ihnen gelungen ist, in einer Umwelt zu überleben, die ihnen weitgehend mit Unverständnis entgegentrat, und es ihnen trotzdem möglich war, sich ein hohes Maß an Lebensfreude zu erhalten.

Und eben diese Lebensfreude sollte schließlich auch das entscheidende Kriterium bei der Auswahl der Schulform darstellen. Der junge Mensch mit Autismus muss nicht um jeden Preis in einer Regelschule verbleiben, wenn darunter sein Wohlbefinden und seine Lebensqualität leiden und wenn sein Leben von Stress und Angst vor den täglichen Anforderungen und vor den Mitschülern beherrscht wird. In der Regelschule ist er fast immer ein „Sonderling", ein Außenseiter, in einer anderen Schulform für Menschen mit besonderen Bedürfnissen dagegen kann er ein „normaler", durchschnittlicher Schüler sein, einer unter vielen.

Zufriedenheit und Wohlbefinden des Betroffenen müssen unter allen Umständen auch während der Schullaufbahn gewährleistet bleiben. Beim Erreichen dieses Zieles mitzuhelfen wird eine der wichtigsten, aber häufig auch schwierigsten Aufgaben des Therapeuten in dieser Altersstufe sein.

Arbeit und Beruf

Für viele Menschen mit Autismus geht mit dem Ende der Schulzeit die schwierigste Phase ihres Lebens zu Ende. Sie müssen nun nicht mehr täglich mit Teenagern verkehren, die sehr intolerant sein können. Das Leben wird in vielen Fällen um einiges leichter werden. Doch auch der Eintritt in das Berufsleben und die spätere Berufstätigkeit werden häufig mit vielen Schwierigkeiten behaftet sein, die sich aus der autistischen Störung heraus ergeben und die eine Intervention verlangen. Diese sollen nachfolgend besprochen werden.

Im Rahmen der Berufs- und Karriereplanung wird man sich bereits frühzeitig sehr umfassend mit den eigenen Stärken, Interessen und Schwierigkeiten auseinandersetzen müssen. Es muss dabei zunächst überlegt werden, ob die eventuell bestehenden besonderen Interessengebiete oder die speziellen Fähigkeiten des Menschen mit Autismus sich möglicherweise beruflich nutzen lassen könnten. Dies erscheint in vielen Fällen sicher optimal, und auch in der Literatur wird betont, dass einige autistische Menschen imstande sind, ganz hervorragende Arbeit zu leisten, wenn diese mit ihren Vorlieben in Verbindung steht (Mawhood u. Howlin, 1999). Diese Möglichkeit wird allerdings häufig nicht gegeben sein, insbesondere dann nicht, wenn es sich um sehr detaillierte oder sehr exotische Spezialinteressen handelt. Dann müssen einige Anstrengungen unternommen werden, um für den betroffenen Menschen akzeptable Alternativen zu finden. Hierbei muss die sensorische Belastung am Arbeitsplatz ebenso bedacht werden wie die soziale Kompetenz des Patienten und die im jeweiligen Beruf bestehenden Erwartungen und Anforderungen im zwischenmenschlichen Bereich, die den Betroffenen möglicherweise schnell überfordern könnten. Es müssen bereits im Vorfeld möglichst exakte Informationen über die jeweiligen Anforderungen und Aufgaben eingeholt werden.

In der Regel sind für Menschen mit Autismus vor allem solche Tätigkeiten am besten geeignet, die einen geringeren Sozialkontakt und kein zu hohes Maß an unvorhersehbaren Ereignissen und neuen Situationen beinhalten. Dies könnten ebenso Berufe in der Computerbranche oder in der Forschung sein wie Büro- oder Archivarbeiten, Lager- und Verpackungstätigkeiten. Im Gegensatz zu dem bisher Gesagten wird aber beispielsweise immer wieder auch von Betroffenen berichtet, die recht erfolgreich in einem sozialen Beruf tätig sind. Es können also keine allgemeingültigen Regeln für die Berufswahl gegeben werden, sondern nur vorsichtige Vorschläge und Hinweise, die in jedem Fall individuell geprüft werden müssen.

Auch in den vermeintlich günstigen Berufen für autistische Menschen werden jedoch neben den berufsspezifischen Fähigkeiten auch die als Soft Skills bezeichneten sozialen Kompetenzen verlangt, die den Betroffenen Schwierigkeiten bereiten und daher therapeutisch gefördert werden müssen. Viele von ihnen schließlich sind leider trotz guter intellektueller Fähigkeiten dauerhaft in einer Werkstatt für behinderte Menschen beschäftigt, und daher müssen alle Anstrengungen darauf verwandt werden, diesen unhaltbaren Zustand zu beseitigen. Einerseits stellt die Tätigkeit in einer Werkstatt eine für den autistischen Menschen keineswegs glückliche Lösung dar (Lautstärke der Maschinen, viele Leute, dadurch viele verschiedene Hintergrundgeräusche, ungünstige Lichtverhältnisse etc.), andererseits haben auch autistische Menschen dasselbe Recht wie alle anderen auf eine angemessene berufliche Förderung entsprechend ihren Möglichkeiten, und sie verfügen über Potentiale, die die notwendigen Aufwendungen auch rechtfertigen (Dalferth u. Vogel, 2006).

Vielleicht waren meine mit dem Autismus in Verbindung stehenden Schwierigkeiten auch entscheidend für meine Berufswahl. Während meiner Schulzeit hatte ich einige sehr schwere Phasen, in denen ich teilweise ziemlich heftig rebelliert hatte, in denen ich meinen Lehrern und auch anderen Menschen das Leben sehr schwer gemacht hatte. Irgendwann besann ich mich darauf, dass ich ja eigentlich Menschen helfen wollte, statt ihnen weh zu tun.

Alle sich bietenden Möglichkeiten für Praktika und auch bereits frühzeitige Aushilfstätigkeiten beispielsweise während des Studiums oder auch in den letzten Jahren der Schulausbildung können sehr wertvoll sein und sollten genutzt werden, um Einblicke in verschiedene Berufsfelder und somit vielleicht einige Anregungen für die spätere Berufswahl zu erhalten. Nicht vergessen werden sollte an dieser Stelle aber auch, dass es für den autistischen Menschen häufig sehr gute Alternativen zu dem allzu steilen Erklimmen der Karriereleiter gibt, die seinen Wünschen und Fähigkeiten eher entgegenkommen und ihm ein ruhiges und friedliches Arbeiten in dem von ihm gewählten Beruf ermöglichen.

Derzeit habe ich eine sehr angenehme Arbeitsstelle. Ich arbeite auf einer Station für drogenabhängige Menschen und habe sehr nette Mitarbeiter. So lange es möglich ist, werde ich dort bleiben. Der strukturierte und geplante Tagesablauf kommt mir sehr entgegen. Pünktlichkeit wird erwartet, unvorhergesehene Änderungen sind selten. Auch fällt es mir leicht, mit den Patienten zu arbeiten, die meist sehr offen sind, die das aussprechen, was sie denken, und bei denen ich weiß, woran ich bin. Ich arbeite sehr gern mit ihnen.

Bei der Stellenvermittlung der Arbeitsagentur benötigen Menschen mit Autismus in der Regel eine über das normale Maß hinausgehende Hilfe und Unterstützung. Häufig wird es nötig sein, den Sachbearbeiter über die Art der Behinderung und die sich daraus ergebenden Schwierigkeiten zu informieren und ihm bei Rückfragen zur Verfügung zu stehen, um die notwendige Hilfe für den Betroffenen zu gewährleisten.

Vielleicht ist es im Rahmen der Berufswahl auch möglich, einen Freund oder einen guten Bekannten um Hilfe zu bitten, der den autistischen Menschen mit seinen spezifischen Schwierigkeiten, aber auch mit seinen Fähigkeiten und Interessen gut kennt und ihm daher ein wertvoller Ratgeber und Helfer sein kann. Schließlich ist hier aber auch der Therapeut des Betroffenen gefordert, denn nur in interdisziplinärer Zusammenarbeit kann das bestmögliche Ergebnis in Verbindung mit einer angemessenen Förderung für diesen erzielt werden.

Als Nächstes muss auch im Rahmen der Therapie einige Zeit für die schriftliche Bewerbung um den ausgewählten Arbeitsplatz reserviert sein. Dabei geht es um die Überlegung, wie möglichst ansprechende Bewerbungsunterlagen gestaltet und wie diese schließlich auch entsprechend präsentiert werden könnten. Hier kann bereits der erste Pluspunkt gesammelt werden, der den Personalleiter vielleicht auch dazu bewegen kann, über andere Schwächen und Unzulänglichkeiten hinwegzusehen.

Ist schließlich die erste Hürde genommen, ein vermeintlich günstiger Arbeitsbereich gefunden und eine Bewerbung verschickt, so steht dem autistischen Menschen nun noch eine besondere Herausforderung bevor, nämlich der erste direkte Kontakt mit dem potentiellen Arbeitgeber, also das Vorstellungsgespräch. Hierbei wird der erste Eindruck, den das Gegenüber von ihm gewinnt, ja nicht unwesentlich von Stimmqualität, Stimmführung und Redefluss beeinflusst, und auf diesen Gebieten wird der Betroffene, wahrscheinlich auch wegen der Aufregung in der Gesprächssituation, wohl nicht unbedingt eine gute Wirkung erzielen. Außerdem gilt es, die eigenen Fähigkeiten und Stärken möglichst überzeugend darzustellen, was ebenfalls nicht ganz leicht sein wird. Dies sollte sehr ausführlich mit ihm besprochen, schriftlich festgehalten und vielleicht zusätzlich im Rollenspiel geübt werden, auch um eine gewisse Routine im Umgang mit solchen Situationen zu erlernen, was für Menschen mit Autismus durchaus möglich ist.

Es bleibt zu hoffen, dass die persönliche Vorstellung beim Arbeitgeber für den Betroffenen keine unüberwindbare Hürde darstellt, sondern dass er immer wieder auch an solche Menschen geraten wird, die seinen Wert erkennen, der vor allem in seiner Persönlichkeit und in seinen Fähigkeiten begründet liegt.

In vielerlei Hinsicht sind autistische Menschen im Prinzip die idealen Angestellten, da sie über vielfältige Begabungen verfügen, die sich im Berufsleben häufig als vorteilhaft erweisen. So besitzen viele von ihnen eine gute Merkfähigkeit und ein ausgeprägtes Interesse für technische Vorgänge, sie arbeiten in der Regel gern, sorgfältig und genau, sind stets pünktlich und zuverlässig, ehrlich und ordnungsliebend und geben sich nur mit dem bestmöglichen Ergebnis zufrieden. Dennoch haben viele von ihnen sehr große Schwierigkeiten, wenn es darum geht, einen ihren Fähigkeiten angemessenen und ihren Wünschen und Interessen entsprechenden Arbeitsplatz zu finden und auch über längere Zeit hinweg zu behalten.

Ich bin sehr froh, dass ich einen schönen Beruf und eine sehr angenehme Arbeitsstelle habe. Ich gehe gern arbeiten und gebe mir sehr große Mühe. Ich bin immer viel zu früh bei der Arbeit, so früh, dass sich alle Mitarbeiter wundern. Es wäre mir unverzeihlich, auch nur etwas zu spät zu kommen, deshalb treffe ich bei der Arbeit ebenso wie bei sonstigen Verpflichtungen lieber viel zu früh an der verabredeten Stelle ein, um auch ganz sicherzugehen.

Viele Betroffene berichten, dass ihre Kollegen sich immer wieder über ihr Verhalten wundern und nicht wissen, was sie von ihnen halten sollen. Daraus folgt, dass es in vielen Fällen hilfreich sein könnte, die Mitarbeiter über das Behinderungsbild des Autismus bzw. des Asperger-Syndroms zu informieren. Dies kann auch mit Hilfe von schriftlichen Aufzeichnungen geschehen, so werden z. B. von Aspergia (Adresse im Anhang) Flyer herausgegeben, mit denen der Betroffene seine Umgebung informieren kann. Ein solches Vorgehen sollte auch in leichten Fällen zumindest überlegt werden, insbesondere bei stärkerer Beeinträchtigung wird es jedoch kaum zu umgehen sein. Dieser unbestritten schwere Schritt kann sehr viel zu einem besseren Verständnis für den Betroffenen beitragen, es kann eine erhebliche Erleichterung und Entlastung für ihn bedeuten, sich nicht mehr täglich verstecken und übermäßig anstrengen zu müssen, nur um seine Schwierigkeiten so weit wie möglich zu verbergen. Das kostet sehr viel Kraft, und diese könnte anderweitig sicher viel sinnvoller eingesetzt werden.

Mehrfach bereits habe ich mir überlegt, meinen Kollegen und Vorgesetzten zumindest von einigen meiner Schwierigkeiten zu erzählen, ihnen beispielsweise mitzuteilen, wie schwer insbesondere Änderungen und unvorhergesehene Ereignisse für mich sind. Ich habe diese Idee dann aber jeweils recht schnell wieder verworfen, da ich nun einmal nicht wusste, wie die Kollegen reagieren würden, und da ich vor allem nicht wusste, ob mein Arbeitgeber mir möglicherweise kündigen würde. Andererseits könnten meine Kollegen dann jedoch vielleicht manches besser verstehen. Sie könnten beispielsweise vielleicht eher nachvollziehen, dass es auch mir als lediger, kinderloser und somit ungebunden erscheinender Mitarbeiterin nicht so problemlos möglich ist, den Dienst eines kurzfristig erkrankten Kollegen spontan zu übernehmen. Diese mangelnde Flexibilität ist ebenso wie viele andere Dinge immer wieder ein großes Problem bei der Arbeit.

Insgesamt wird jedoch auch deutlich, dass viele Menschen mit Autismus als Kollegen oft weit mehr geschätzt werden, als sie selbst sich dies vielleicht vorstellen können. Wenn sie das Glück haben, davon zu erfahren, wird sie das sehr freuen und motivieren.

Derzeit habe ich eine Stelle mit 75 % der regulären Arbeitszeit und habe dadurch einen Tag in der Woche frei. Diese Regelung ist sehr gut für mich, eine volle Arbeitsstelle würde mich wohl überfordern. Wenn ich dann am nächsten Tag wieder zur Arbeit komme, sagen mir die Mitarbeiter manchmal, wie froh sie sind, dass ich wieder da bin. Ich freue mich sehr über diese Äußerungen, zeigen sie mir doch, dass man sich vor allem auf meine Arbeitsleistung konzentriert, diese zu schätzen scheint und daher offensichtlich auch bereit ist, über einige meiner Schwächen und Fehler hinwegzusehen.

Es wird allerdings auch bei der Arbeit immer wieder zu Schwierigkeiten kommen, die sich aus der Kontaktstörung und aus der Störung der Wahrnehmungs- und Informationsverarbeitung ergeben. So wird der Mensch mit Autismus durch häufigen Publikumsverkehr am Arbeitsort möglicherweise überfordert sein oder aber Schwierigkeiten haben, eine aus mehreren Arbeitsschritten bestehende Aufgabe sinnvoll zu planen und die einzelnen Schritte aufeinander abzustimmen. Es wird ihm weiterhin schwer fallen, die Initiative zu ergreifen, eine Arbeit von sich aus zu beginnen oder bei mehreren gleichzeitig anfallenden Aufgaben Prioritäten zu setzen. Er besitzt oft nur eine eingeschränkte Kreativität und Phantasie. Seine Stresstoleranz ist meist mangelhaft, er ist bei kleinsten Anlässen sehr leicht gekränkt. Häufig gelingt es ihm außerdem nicht, die subtilen Regeln des sozialen Verhaltens zu erkennen. Dadurch wird er in vielen Fällen dem Spott der Kollegen ausgesetzt sein und nicht wissen, wie er adäquat darauf reagieren könnte (Dalferth, 2004).

Vielleicht gelingt es jedoch, in Absprache mit dem Arbeitgeber in manchen Fällen eine Sonderregelung für den autistischen Mitarbeiter zu finden. Dies könnte ihn in vielen schwierigen Situationen sehr entlasten und ihm helfen, sich ganz auf seine Arbeit zu konzentrieren.

Schlimm wird es für mich, wenn ich zu Besprechungen mit meinen Kollegen gehen muss. Anfangs bin ich gar nicht hingegangen, diese Termine erschienen mir nicht wichtig genug, sie hielten mich nur von meiner eigentlichen Arbeit ab. Dann allerdings bekam ich gesagt, ich müsse da auch hingehen, die Anwesenheit dort sei Pflicht. Also muss ich mich jetzt dazusetzen, sitze häufig dabei, ohne etwas zu sagen, und, wenn ich sehr aufgeregt bin, manchmal auch ohne zu verstehen, worum es geht.

Vor besondere Probleme wird der Betroffene außerdem immer dann gestellt, wenn es um Arbeitspausen oder besondere Aktivitäten wie Betriebsausflüge geht, die mit der eigentlichen Arbeit nichts zu tun haben. Dann wird ein anderes Gesprächsverhalten verlangt, bei dem der Fokus auf dem privaten Sektor liegt. Es wird dem autistischen Menschen oft nicht möglich sein, hier zur Unterhaltung beizutragen, seine Schwierigkeiten werden hier in der Regel sehr viel stärker deutlich.

Die meisten Kollegen kennen mich gar nicht richtig, ich bin ja auch nie dabei, wenn sie sich zum Mittagessen treffen. Ich habe Angst vor ihnen, wenn sie in

Rudeln auftreten. Sie lachen über Dinge, die ich nicht verstehe. Sie reden über ihre Freizeitaktivitäten, ich dagegen habe da nicht viel beizutragen. Ich schäme mich deswegen ein bisschen und will mir nicht immer neue Dinge ausdenken müssen, die ich den Kollegen dann erzählen könnte. Ich selbst bin meist ganz zufrieden mit meinem ruhigen und zurückgezogenen, für andere jedoch wohl eher langweilig erscheinenden Leben, und ich will nicht auf Aufforderung anderer Menschen, mit denen mich praktisch nichts verbindet und die ich kaum kenne, davon erzählen müssen.

Auch bei eventuellen Fortbildungsveranstaltungen, wo der Rahmen ein gänzlich anderer ist als bei der eigentlichen Arbeit, wo dem gesellschaftlichen Aspekt ebenfalls eine wesentlich größere Bedeutung zukommt und wo ein deutlich anspruchvolleres Kontaktverhalten gefragt ist, wird der betroffene Mensch oft in Not geraten und immer wieder die Unterschiede erkennen, die zwischen ihm und seinen Arbeitskollegen bestehen.

So merke ich insbesondere bei mehrtägigen Veranstaltungen an fremden Orten, dass diese mich immer wieder an die Grenzen meiner Belastbarkeit bringen. Ich brauche oft Erholungspausen zwischendurch, in denen ich mich zurückziehen kann, und im Gegensatz zu meinen Kollegen bin ich an einem weiterführenden Beisammensein am Abend keinesfalls interessiert, sondern freue mich auf einige Zeit für mich allein. Immer wieder aber habe ich Angst, dass dies negativ auffallen wird und mir vielleicht auch als Arroganz ausgelegt werden könnte, wenn ich nicht mitgehen möchte. Eine Kollegin hatte mir nämlich vor einiger Zeit erklärt, dass ein solches Verhalten arrogant wirken könnte, und das möchte ich natürlich auf gar keinen Fall. Ich möchte einfach versuchen, schwierige und anstrengende Situationen so zu gestalten, dass sie für mich zumindest einigermaßen erträglich sind. Ich habe immer große Angst vor solchen Fortbildungsveranstaltungen, auch deswegen, weil ich über die bestehenden Unterschiede sehr unglücklich bin. Ich merke dann, dass die Kollegen auch zu ihnen bis dahin unbekannten Teilnehmern Kontakte knüpfen möchten und ihnen dies bereits nach kürzester Zeit auch scheinbar mühelos gelingt, während ich mich in den Pausen oder am Abend zurückziehen und allein sein möchte. Deshalb traue ich mich oftmals gar nicht, dieselben Veranstaltungen zu besuchen wie die Kollegen aus meiner Klinik, damit ihnen nicht auffällt, dass ich anders bin. In solchen Situationen bin ich immer sehr in Not.

Autistische Menschen haben, wie eingangs bereits erwähnt, oft auch am Arbeitsplatz große Schwierigkeiten mit Veränderungen verschiedenster Art, auch wenn diese objektiv nur geringfügig zu sein scheinen. Dies wird auch im Arbeitsleben immer wieder zu einigen Problemen und damit möglicherweise auch zu Krisensituationen führen. Es sollte daher von Seiten des Arbeitgebers versucht werden, solche Situationen für den Betroffenen so weit wie möglich zu vermeiden oder diese zumindest bereits im Vorfeld ausführlich mit ihm zu besprechen. Ein wechselnder Arbeitseinsatz oder auch die Mobilität zwischen verschiedenen Arbeitsorten sollten aus denselben Gründen möglichst vermieden werden.

Sehr schwer ist es für mich, wenn sich irgendetwas bei der Arbeit verändert, auch wenn es nur eine Kleinigkeit ist. Ich merke dann, dass ich große Angst bekomme, weil ich mich nicht mehr auskenne und nicht weiß, wie alles werden wird. Wenn sich solche Änderungen häufen, wie das manchmal der Fall ist, bin ich ziemlich verzweifelt und weiß nicht mehr, was ich machen soll. Ich habe dann manchmal große Angst, zur Arbeit zu gehen. Es wäre beispielsweise möglich, dass ich an meiner Arbeitsstelle in eine andere Abteilung versetzt würde. Ich könnte es nicht verhindern und traue mich gar nicht, daran zu denken. Ich bin so gern in meiner Abteilung, ich mag die Arbeit und die Mitarbeiter dort und vor allem den bis ins Detail strukturierten und geplanten Tagesablauf, der mir sehr entgegenkommt. Es ist eine optimale Arbeitsstelle für mich, ich kann dort gute Arbeit leisten, aber leider werde ich dort wohl nicht dauerhaft bleiben können, was mich sehr traurig macht.

Auch am ersten Tag nach meinem Urlaub habe ich jedes Mal wieder ziemliche Angst, zur Arbeit zu gehen, weil ich dann nicht weiß, was mich dort erwarten wird. Das ist dann immer wieder eine sehr schwere Zeit für mich, und ich habe so lange Angst, bis ich an meiner Arbeitsstelle bin und merke, dass sich in der Regel gar nichts geändert hat, dass alles noch so ist wie vorher. Dann kann ich beruhigt an die Arbeit gehen, dann geht es mir besser. Kürzlich habe ich mir dazu überlegt, dass es mir vielleicht helfen könnte, wenn ich wüsste, dass man mich notfalls zu Hause anriefe, dann nämlich, wenn sich tatsächlich ein wesentlicher Punkt während meiner Abwesenheit verändern sollte. Dann wüsste ich auf dem Weg zur Arbeit bereits Bescheid, was mich dort erwartete. Ich könnte vor allem aber erleichtert zur Arbeit fahren, wenn ich keinen Anruf erhalten hätte, weil ich dann sicher sein könnte, dass alles noch genauso wäre wie vor der Zeit meiner Abwesenheit. Vielleicht ist das eine ganz gute Idee, die mir in dieser Hinsicht etwas helfen könnte.

Weitere Probleme werden sich möglicherweise durch die in vielen Fällen doch deutlich zwanghaften Züge des autistischen Mitarbeiters ergeben, der die Situationen häufig nicht flexibel genug einschätzen kann:

Meine vorherige Arbeitsstelle in einer Arztpraxis hätte ich wohl fast deshalb verloren, weil ich in mehreren Fällen Patienten, die einen festen Termin bei uns vereinbart hatten und etwas zu spät kamen, wieder nach Hause geschickt hatte. Ich hatte mir gar nichts dabei gedacht, der Termin war ja nun einmal vorbei gewesen. Die Patienten erzählten dies dann meiner damaligen Chefin und beschwerten sich bei ihr über mich und meine Vorgehensweise. Zum Glück lief mein Vertrag bald danach aus, sonst wäre ich wohl in noch größere Schwierigkeiten geraten. Von einer Vertragsverlängerung war daher leider nie die Rede gewesen. Meine Nachfolgerin dagegen, die ich noch kennen gelernt hatte und die ich sehr nett fand, ist später dort als Partnerin eingestiegen, das hat mich ein bisschen frustriert.

Aufgrund der vielfältigen Schwierigkeiten, die sich für den betroffenen Menschen mit Autismus am Arbeitsplatz ergeben können, wäre es äußerst sinnvoll, wenn es direkt vor Ort einen Ansprechpartner für ihn gäbe. Das müsste kein Fachmann sein, häufig könnte auch ein älterer, erfahrener und toleranter Mitarbeiter diese Aufgabe übernehmen. Hilfreich wird es sein, dem autistischen Kollegen eindeutige und leicht verständliche Arbeitsanweisungen sowie offene, klare Rückmeldungen zu geben, ihm Mut zu machen und Sicherheit zu geben und ihm bei auftretenden Problemen hilfreich zur Seite zu stehen. Er muss dazu motiviert werden, um Rat zu fragen, wenn er sich in einer Sache nicht auskennt, und dies ist etwas, womit selbst viele gut integrierte autistische Menschen häufig große Schwierigkeiten haben. Es gelingt ihnen oft nicht, um Hilfe zu bitten.

Im Rahmen der beruflichen Eingliederung werden weitere Hilfsmöglichkeiten zur Anwendung kommen können, und es empfiehlt sich, diese bei Bedarf zu nutzen. So wird durch den Eingliederungsdienst für behinderte Menschen vorab ein Profil der individuellen Fähigkeiten und Schwierigkeiten erstellt, und es werden die in Frage kommenden Tätigkeiten sowie die nötigen Hilfestellungen ermittelt. Im nächsten Schritt wird dann versucht, einen für den Betroffenen geeigneten Arbeitsplatz zu finden, es erfolgt eine Beratung und Unterstützung des Arbeitgebers sowie eventuell auch der Kollegen und schließlich die Einarbeitung und Begleitung des behinderten Menschen durch einen Job-Trainer. Dieser reduziert nach einer intensiv begleiteten Einarbeitungszeit die Zeit seiner Anwesenheit und fördert so schrittweise das selbstständige Arbeiten des betroffenen Mitarbeiters, besucht ihn aber auch weiterhin regelmäßig am Arbeitsplatz und steht ihm bei auftretenden Schwierigkeiten im Berufsleben als Ansprechpartner zur Verfügung.

Bei der räumlichen Auswahl des Arbeitsplatzes sollte unbedingt auch darauf geachtet werden, dass dieser den Bedürfnissen des Betroffenen entspricht, so weit dies möglich ist. Es sollte für den autistischen Arbeitnehmer möglichst ein eigenes Arbeitszimmer oder zumindest ein separater Ruheraum zur Verfügung stehen, wohin er sich in den Pausen oder in Situationen sensorischer Überlastung kurz zurückziehen kann. In größeren Büros könnten auch bereits Trennwände eine kleine Hilfe darstellen.

Bestimmte Lampen wie Leuchtstofffröhren oder grelles Licht sowie manche Geräusche wie Brumm- oder Dröhngeräusche können die Arbeitsleistung erheblich negativ beeinflussen, weiterhin ist die Akustik des Raumes zu bedenken und mit dem Betroffenen zu besprechen. Man kann auf Hilfen wie Ohrenstöpsel, Sonnenbrille etc. zurückgreifen und andere Störfaktoren rechtzeitig abstellen, bevor daraus ein ernsthaftes Problem entsteht.

Für manche autistische Menschen, die über entsprechende berufliche Qualifikationen verfügen und auch die nötigen Fähigkeiten im Bereich der Organisation und Planung eines solchen Schrittes besitzen, wird schließlich auch die berufliche Selbstständigkeit in Frage kommen. Dies kann für den Betroffenen eine sehr glückliche Entscheidung sein, da er nun über die Einteilung seiner Arbeitszeit frei verfügen kann und vor allem seine Arbeitsleistung in der Regel nicht durch die im Angestelltenverhältnis bestehenden sozialen Verpflichtungen beeinträchtigt wird. Allerdings ist bei einem solchen Schritt eine sehr starke Selbstdisziplin und Durchhaltefähigkeit nötig, und im Fall von Kundenkontakt müssen außerdem die wichtigsten Regeln des sozialen Miteinanders zumindest vorher erlernt und einige psychologische Kenntnisse erworben werden, soll die Selbstständigkeit ein Erfolg werden. So wird beispielsweise immer wieder von Menschen mit Autismus, die in verschiedenen Dienstleistungsberufen selbstständig tätig sind, berichtet, es gelänge ihnen an manchen Tagen kaum, sich auf die Arbeit zu konzentrieren. Das teilten sie ihren Kunden dann an solchen Tagen jeweils auch mit. Dass die Kunden sich anschließend lieber an Konkurrenzunternehmen wandten, war für die Betroffenen oft kaum nachvollziehbar. Hier wird deutlich, dass auch der Schritt in die berufliche Selbstständigkeit bei autistischen Menschen sehr intensiv therapeutisch begleitet werden muss.

Alle erwähnten Überlegungen müssen beachtet werden, wenn es darum geht, einen Arbeitsplatz für einen Menschen mit Autismus zu finden, der dessen Fähigkeiten, Interessen und Schwierigkeiten gerecht wird. Hier wird auch im Rahmen der Therapie immer wieder ein hoher Beratungsbedarf bestehen. Ganz besonders wichtig jedoch ist es für den Betroffenen, im Falle eines Angestelltenverhältnisses auch am Arbeitsplatz von solchen Menschen umgeben zu sein, die es gut mit ihm meinen. Nur dann wird er sich wohl fühlen und die bestmögliche Leistung bringen können.

Für den Fall, dass der Betroffene ein Studium an einer Universität oder einer Fachholschule anstrebt, sind einige spezielle Überlegungen notwendig. Viele Aspekte, die im vorigen Abschnitt „Schulausbildung" erwähnt wurden, besitzen auch hier Gültigkeit. Generell wird sich der Betroffene in einem sehr stark strukturierten („verschulten") Studiengang wohler fühlen als in solchen, bei denen sehr viel Eigeninitiative gefordert wird, was die Zusammenstellung der zu belegenden Kurse und des jeweiligen Semesterstundenplanes, aber auch die zeitliche Strukturierung des Lernstoffes und eventuell abzuliefernder schriftlicher Studienarbeiten betrifft. Falls eine enge Strukturierung im gewählten Fach nicht vorgesehen ist, sollte die Möglichkeit einer Hilfestellung durch einen guten und zuverlässigen Bekannten, durch Studenten höherer Semester oder eine entsprechende Fachberatung in Erfahrung gebracht werden. In diesem Fall ist auch hier ein erfolgreicher Abschluss durchaus möglich.

Für mich war die Medizin in jeder Hinsicht ein perfekter Studiengang. In jedem Semester war genau festgelegt, welches Fach absolviert werden musste, man konnte in der Regel lediglich zwischen mehreren Kursen zu verschiedenen Uhrzeiten wählen und wurde dann über die Raumverteilung informiert. Über bestehende Anforderungen und Lehrinhalte der einzelnen Fächer waren bereits im Vorfeld nähere Informationen erhältlich, sodass nur wenig dem Zufall überlassen werden musste. Ich musste mich also nicht mit dem „Drumherum" beschäftigen, sondern konnte mich ganz auf das jeweilige Fach konzentrieren. Dabei kam mir zugute, dass in diesem Studiengang sehr viel „Faktenlernen" verlangt wurde, es mussten also große Mengen an Details in oft kurzer Zeit auswendig gelernt werden. Das kam mir sehr entgegen, denn das konnte ich gut. So hatte ich keine wesentlichen Schwierigkeiten, die Prüfungen zu bestehen und mein Studium erfolgreich abzuschließen.

Problematisch wird es hingegen, wenn irgendwann deutlich wird, dass die speziellen Schwierigkeiten, die sich aus der autistischen Behinderung ergeben, keine erfolgreiche Bewältigung der Anforderungen des Studienganges zulassen. In diesem Fall sollte das Gespräch mit einem zuständigen Mitarbeiter des Fachbereiches gesucht werden, um zu klären, ob es Sonderregelungen für einzelne Bereiche gibt, die Probleme bereiten. Dies wird in einem gewissen Ausmaß sicher gestattet und sollte auch eingefordert werden. Immerhin geht es hier ja um die Herstellung einer Chancengleichheit, also um einen notwendigen Nachteilsausgleich für den behinderten Menschen. Dieses Gespräch bzw. die Vorbereitung des Betroffenen darauf müsste eventuell auch durch den Therapeuten übernommen oder zumindest durch diesen initiiert werden. Es sollten dann schon genaue Vorstellungen bestehen, was für eine erfolgreiche Teilnahme verändert werden müsste, um im Gespräch bereits konkrete Vorschläge machen und akzeptabel erscheinende Kompromisse finden zu können. So wird es sicher oft um die Fragestellung gehen, ob dem Studenten mit Autismus die Möglichkeit eingeräumt werden kann, ein ursprünglich als Gruppenarbeit geplantes Thema auch allein zu bearbeiten oder eine mündliche Prüfung durch eine schriftliche Form der Wissens- und Leistungsüberprüfung zu ersetzen. Es werden aber auch andere individuelle Schwierigkeiten eine Rolle spielen. Auch die zwischenmenschliche Komponente sollte bedacht werden, so wird beispielsweise die Frage aufkommen, wie es dem Betroffenen möglich sein könnte, zu den Kommilitonen Kontakte zu knüpfen und zumindest gelegentlich integriert zu werden. Er wird auch hierbei Hilfe und Unterstützung benötigen.

Meine Kommilitonen kannte ich nicht, es hatte sich leider nicht ergeben, dass ich mit ihnen ins Gespräch gekommen wäre, in all den Jahren nicht. Im letzten Jahr meines Studiums, dem Praktischen Jahr, in dem man in Krankenhäusern im Stationsbetrieb mitarbeitet, hatte mich dann plötzlich eine Studienkollegin (N.), die auf der Nachbarstation eingesetzt war, gefragt, ob ich mal zum Abendessen zu ihr ins Zimmer kommen wolle. Das wollte ich sehr gern, und ich hatte mich über dieses Angebot zwar gewundert, weil es so unerwartet kam, aber gleichzeitig auch gefreut. Danach haben wir uns öfter zum Abendessen getroffen und uns über unsere Erfahrungen beim Praktikum und auch über unsere Schwierigkeiten ausgetauscht. Es war eine schöne Zeit für mich, ich mochte N. sehr gern und glaubte, in ihr eine Freundin gefunden zu haben, denn ich hatte nie zuvor so gute Gespräche mit einer Gleichaltrigen geführt, obwohl ich doch immer davon ausgegangen war, dass ich Freunde gehabt hatte. Aber erst zu diesem Zeitpunkt wurde mir klar, dass dies offensichtlich nicht der Fall gewesen war. Einige Zeit später fragte N. mich dann immer öfter, ob wir auch mal ins Kino oder irgendwohin gehen wollten. Da bekam ich Angst, denn das konnte ich nicht, und ich ahnte, ihr könnte das, was ich zu geben imstande war, nicht reichen. Ich hatte ein ungutes Gefühl und ahnte, dass dies der Anfang vom Ende unserer freundschaftlichen Beziehung war. Leider sollte ich Recht behalten. N. fand andere Leute, mit denen sie mehr anfangen konnte, und es war sehr schwer für mich, als ich bemerkte, wie gut es ihr damit zu gehen schien.

Ein gewisses Durchhaltevermögen wird hier sicherlich notwendig und sinnvoll sein, es darf nicht gleich beim ersten vermeintlichen Misserfolg aufgegeben werden, denn immerhin ist ein erfolgreicher Studienabschluss von ganz erheblicher Bedeutung für das spätere Berufsleben des autistischen Menschen.

Freizeitgestaltung

Dies ist ebenfalls ein wichtiges Thema, das in der Therapie nicht zu kurz kommen sollte. Der Mensch mit Autismus benötigt wie jeder andere auch einen Ausgleich zu seiner Arbeit und zu seinen sonstigen Pflichten, um sich erholen und neue Kraft für den Alltag sammeln zu können. Er wird sich dabei genauso auf seine freie Zeit freuen wie alle anderen Leute, möglicherweise benötigt er jedoch einige Hilfe bei der Strukturierung und der sinnvollen Gestaltung seiner Freizeit sowie bei der Planung und Durchführung von Aktivitäten wie Hobbys oder Urlaubsreisen. Es wird daher hilfreich sein, im Rahmen der Behandlung immer wieder einmal auf Vorlieben und Interessen zu sprechen zu kommen und gemeinsam nach einer für den Betroffen befriedigenden Lösung entsprechend seinen Wünschen, seinen Bedürfnissen und seinen Fähigkeiten zu suchen. Dabei sollte einem ressourcenorientierten Vorgehen der Vorzug vor der defizitorientierten Arbeit gegeben werden, aber dies gilt natürlich auch für andere Themenbereiche in der Behandlung.

Wichtig ist es, darauf zu achten, dass jedem autistischen Menschen in seiner Freizeit einerseits ausreichende Möglichkeiten zur Entspannung zur Verfügung stehen, er gleichzeitig aber auch eine an seine Fähigkeiten und Interessen angepasste Förderung erhält und sich nicht permanent gelangweilt und unterfordert fühlt. Dies wird insbesondere bei Betroffenen mit höherer Intelligenz eine Rolle spielen.

Viele autistische Menschen sind in ihrer Freizeit gern im Freien, sie lieben die Natur und oft auch die Tierwelt. Vor allem die Begegnung mit ruhigen, gutmütigen Tieren kann für sie eine sehr beglückende Erfahrung darstellen. Falls kein eigenes Tier gehalten werden kann, besteht vielleicht die Möglichkeit, gelegentlich oder sogar regelmäßig ein Tierheim aufzusuchen und sich mit den Tieren zu beschäftigen oder aber von Zeit zu Zeit einen Tierpark zu besuchen.

Generell sollte auf viel frische Luft geachtet werden, außerdem auch darauf, dass insbesondere berufstätigen Betroffenen genügend Zeit zum Alleinsein als Ausgleich zum anstrengenden Arbeitsleben zur Verfügung steht, vor allem dann, wenn sie in ihrem Beruf viel mit anderen Menschen zusammenkommen, aber auch als Ausgleich zu ihren besonderen Anstrengungen, die sich aus ihren Schwierigkeiten heraus täglich neu ergeben: „Ich bin stolz, weil es mir so erfolgreich gelingt, normal zu wirken, was immer das heißen mag, aber ich wünschte mir manchmal, andere Menschen wüssten, wie viel Mühe mich das kostet" (Prince-Hughes, 2004, S. 10).

Manchmal denke ich, ich habe nicht genug Kraft für dieses Leben, und besonders in schwierigen Zeiten sehne ich mich sehr nach Ruhe und Einsamkeit, um wieder neue Kraft sammeln zu können für den Alltag.

Einige der Betroffenen „werden nach außen hin ein stilles und ruhiges Leben in ihren Spezialinteressen führen, die für sie eine große Freude und Bereicherung darstellen" (Jorgensen, 2002, S. 69), wieder andere Menschen mit Autismus werden sich dagegen möglicherweise wünschen, auch in ihrer Freizeit mit Gleichaltrigen etwas zu unternehmen. Sie mögen „durchaus ein großes Interesse an Kommunikation und Gemeinsamkeit mit anderen Menschen haben, (…) selbst aber kaum in der Lage (sein), diese zu initiieren und ihre Freude daran zu zeigen" (Schulz, 2000, S. 78). Daher gibt es mittlerweile in einigen größeren Städten begleitete Freizeittreffs für Betroffene, aber dieses Angebot ist sicher noch längst nicht ausreichend. Im Rahmen socher Freizeitangebote werden in der Gruppe geplante und vorbereitete Ausflüge unternommen, gemeinsam zubereitete Mahlzeiten eingenommen, Museen besucht oder Spieleabende veranstaltet. Auch verschiedene Kreativmaßnahmen erscheinen hierfür geeignet. Neben dem gesellschaftlichen Aspekt und der sinnvollen Freizeitgestaltung sollen diese Freizeittreffs aber auch dazu dienen, komplexere alltagspraktische Tätigkeiten einzuüben und so ein immer höheres Maß an Selbstständigkeit zu erreichen. Hierdurch kann der Betreuungsaufwand für den betreffenden Menschen verringert und die Prognose erheblich verbessert werden. Beim Aufbau des erwünschten Verhaltens können dabei verschiedene verhaltenstherapeutische Techniken, etwa als Verstärker, eingesetzt werden. Gelegentlich werden sogar mehrtägige Ferienaufenthalte angeboten, die dann noch mehr Gelegenheit bieten, Gemeinsamkeit zu erleben, Anregungen für den Alltag zu erhalten und Neues zu erlernen. Hierbei ist jedoch darauf zu achten, dass auch genügend Rückzugsmöglichkeiten bestehen und auch Freiräume, Zeiten also, in denen die Betroffenen die Erholung ihren eigenen Wünschen anpassen und selber etwas unternehmen oder aber einfach ausruhen können, denn ein permanentes Miteinander in der Gruppe würde viele Teilnehmer überfordern.

Wünschenswert wäre auch ein eigenes Sportangebot für autistische Menschen, die häufig aufgrund ihrer motorischen Probleme oder aber aufgrund ihrer Kontakt- und Kommunikationsschwierigkeiten nicht in der Lage sind, die bestehenden Angebote in Vereinen und Verbänden wahrzunehmen. Es wäre sinnvoll, wenn hierfür speziell geschulte Übungsleiter zur Verfügung stünden, denen es gelingen könnte, die betroffenen Menschen zu einer Teilnahme im Rahmen ihrer Möglichkeiten zu motivieren, und die gemeinsam mit den Betroffenen ein Trainingsprogramm zur Verbesserung von Beweglichkeit, Körperwahrnehmung, Ausdauer und Koordination ausarbeiten könnten. Für viele Betroffene ist es nicht vorstellbar, dass Sport auch Spaß machen kann, sie haben es nie erlebt, sie wurden stets zu einer Teilnahme gedrängt und konnten in aller Regel den Anforderungen in Schule oder Verein nicht genügen. Daher ist ein behutsames Heranführen an eine körperliche Betätigung nötig sowie eine ausreichend lange Suche nach der individuell „richtigen" Sportart. Denn während manche Betroffene gerne Bergtouren unternehmen, wählen andere lieber Disziplinen wie Schwimmen oder Kanufahren. Generell erscheinen Individualsportarten geeigneter als Mannschaftssportarten, aber auch hier bestätigen Ausnahmen natürlich die Regel, und so gibt es nicht wenige Menschen mit Autismus, die erfolgreich in eine Mannschaft integriert werden konnten, wo sie in der Regel als besonders zuverlässig gelten. In diesem Bereich gäbe es sicherlich noch einiges zu tun, aber es soll auch an dieser Stelle betont werden, dass es dabei selbstverständlich sein sollte, die speziellen Bedürfnisse und Wünsche der Betroffenen zu erfragen. Nicht jeder von ihnen ist an einer häufigen sportlichen Betätigung interessiert.

Eine wichtige Rolle spielt für nicht wenige Menschen mit Autismus die Musik, die für sie in vielen Fällen eine beruhigende Funktion hat und damit als Ausgleich für das oft so anstrengende und aufregende Leben in der Gesellschaft dienen kann. Nicht alle Betroffenen bevorzugen dabei eine ruhige Musikrichtung, es kann auch eine Vorliebe für laute und schnelle Musik bestehen, die dennoch entspannend wirken kann. Viele autistische Personen sind zudem künstlerisch außerordentlich begabt und auch hier an den unterschiedlichsten Stilrichtungen interessiert. Bei anderen Freizeitaktivitäten hingegen, wie beispielsweise dem Lesen, werden häufig die typischen Probleme der Betroffenen deutlich. Nur wenige Menschen mit Autismus haben das Interesse oder die Fähigkeit, solche Bücher zu lesen, die ihrem Alter entsprächen. Bei Romanen oder ähnlichen Erzählungen bestehen oft erhebliche Schwierigkeiten, die Handlung im Zusammenhang zu erfassen und sich nicht in Details zu verlieren. Ausdauer und Aufmerksamkeitsgabe sind häufig nicht ausgeprägt genug, um ausführliche unbekannte Texte lesen zu können. Dagegen werden Sachbücher, insbesondere solche, die mit dem speziellen eigenen Interessengebiet in Verbindung stehen, auf der Suche nach immer neuen und detaillierteren Informationen oft geradezu verschlungen. Regelmäßige Besuche einer Bibliothek können daher sehr angenehme Freizeitbeschäftigungen für Menschen mit Autismus darstellen und oftmals auch einen neuen und verstärkten Zugang zum Lesen ermöglichen.

Viele Autisten fahren gern in Urlaub, sie freuen sich darauf, fremde Gegenden und andere Kulturen kennen zu lernen. Oft ist es für sie in einer ungewohnten Umgebung sogar erheblich einfacher, Veränderungen des Tagesablaufs zuzulassen, auch solche, die zu Hause keinesfalls toleriert würden. Auch andere Schwierigkeiten der Betroffenen kommen in fremden Kulturen oft weniger stark zur Geltung, da sie dann häufig den ohnehin bestehenden gesellschaftlichen Unterschieden zugeschrieben werden. Daher kann ein Aufenthalt in einem anderen Land eine sehr schöne und bereichernde Erfahrung darstellen. In der Regel wird man dafür eher ruhige und touristisch nicht allzu überlaufene Reiseziele wählen, in denen die Erkundung der Natur oder der Tierwelt im Vordergrund steht. Aber auch Städtereisen können insbesondere für den kulturell interessierten Menschen mit Autismus eine angenehme Abwechslung darstellen, wenn auf längere Aufenthalte in allzu lärmenden Metropolen, die in der Regel eine große Anstrengung für die ohnehin strapazierten Sinne bedeuten, verzichtet wird.

Wichtig ist für eine geplante Urlaubsreise, wie so oft, eine gute Vorbereitung, auch in Absprache mit dem Therapeuten, der im Vorfeld auf einige wichtige Dinge hinweisen muss. So muss auch auf die Wahl der Unterkunft entsprechend den bestehenden Vorlieben und Fähigkeiten ein gewisser Wert gelegt werden. Die Größe und Ausstattung der Unterkunft, die dort herrschende anonyme oder eher familiäre Atmosphäre, die Lage und die Erreichbarkeit derselben mit öffentlichen Verkehrsmitteln sind dabei ebenso zu bedenken wie eine Buchungsmöglichkeit über das Internet sowie eventuelle Fremdsprachenkenntnisse der Mitarbeiter, das Vorhandensein von deutschen Fernsehsendern oder die Möglichkeit der Beschaffung deutschsprachiger Zeitungen und Zeitschriften. Jeder betroffene Mensch sollte sich darüber Gedanken machen, was für ihn wichtig ist, um seinen Urlaub so angenehm wie möglich zu gestalten.

Im Rahmen eines Billigflugs hatte ich die Möglichkeit, die sehr schöne Stadt Krakau in Polen zu besuchen. Allerdings entwickelte ich dort sehr schnell ziemliches Heimweh, da ich allein war und nirgends auf die deutsche Sprache stieß. Kein entsprechender Fernsehsender, keine deutsche Zeitung. Erst als ich zufällig entdeckte, dass es mitten in der Stadt ein „Goethe-Institut", ein deutsches Kulturzentrum also, gab, ging es mir besser. Von diesem Zeitpunkt an war ich regelmäßig dort zu finden, um in den Zeitungen zu lesen, was mir zumindest ein bisschen das Gefühl von Heimat vermittelte.

Hilfreich sind auch am Urlaubsort ruhige, höfliche und unaufdringliche Gastgeber, die bereit sind, sich auf den autistischen Menschen mit seinen Eigenarten einzulassen. Eine Rundreise erscheint wegen der häufigen Veränderungen der Umgebung für autistische Reisende eher weniger geeignet, sinnvoller wird es vielmehr sein, von derselben Unterkunft aus jeweils zu Tagesetappen aufzubrechen. Die Planung der Aktivitäten sollte zumindest zum Teil bereits im Vorfeld erfolgen und darf den Betroffenen nicht überfordern, es muss immer wieder ausreichend Zeit für Ruhephasen und auch für unvorhergesehene Aktivitäten zur Verfügung stehen.

Ich selbst mache mir für meinen Urlaub meistens bereits vor der Abreise einen Plan für die ersten Tage, danach lege ich dann vor Ort immer spätestens am Vorabend für mich fest, was ich wann wie lange machen möchte, meistens aber plane ich meine freie Zeit schon viel länger im Voraus. Dann wird es schwer, in meinem vorgesehenen Tagesablauf noch etwas zu verändern, es müssen schon sehr gewichtige Gründe für eine Änderung vorliegen. Bei meinen Planungen reserviere ich mir aber immer auch einige Zeit als „Puf-

fer", damit ich nicht in Schwierigkeiten komme, weil ich mir gern noch etwas ansehen möchte, was mir gefällt und was vorher nicht eingeplant war, mein Zeitplan aber schon den Aufbruch vorsieht. Auch lasse ich genug Freiraum für Pausen zwischendurch, die ich immer wieder brauche, weil mich manche Aktivitäten doch sehr anstrengen. Dann ist es schön, eine Stunde Zeit zum Ausruhen oder zum Lesen zu haben. Schwierig wird es allerdings, wenn, bedingt durch einen Stau oder eine Verspätung der öffentlichen Verkehrsmittel, mein Zeitplan erheblich durcheinander gerät. Dies stellt mich immer wieder auf eine harte Probe und erfordert ziemliche Disziplin, aber es ist immer noch leichter, als den Tag völlig ohne zeitliche Strukturierung zu beginnen. Das würde bei mir meist im Chaos enden und auch mein Wohlbefinden erheblich beeinträchtigen.

Oft ist es auch sinnvoll, sich bereits im Vorfeld Pläne und Kartenmaterial von interessanten Städten und Sehenswürdigkeiten in der Umgebung oder von öffentlichen Verkehrsmitteln am Urlaubsort zu besorgen. Diesen Service bieten viele Fremdenverkehrsämter in Touristengebieten oder auch im Internet. Mit Hilfe eines Routenplaners kann die Wegstrecke ermittelt und auf der Karte gefunden werden, dies ist in vielen Ländern sinnvoll, damit man nicht „wie ein Tourist wirkt" und dadurch möglicherweise in Gefahr gerät. Es empfiehlt sich weiterhin, vor der Abreise gemeinsam eine „Checkliste" mit den notwendigen Dingen zu machen, die im Vorfeld erledigt werden müssen (Pässe, Visa besorgen etc.) oder die am Abreisetag am Heimatort zu erledigen sind (Stecker herausziehen, Türen abschließen etc.), aber auch mit wichtigen Kleinigkeiten, die mitgenommen werden müssen. Die Besonderheiten, die bei den unterschiedlichen Reisearten dabei jeweils zu bedenken sind, sind hier ebenfalls zu notieren (Schere oder Streichhölzer bei Flugreisen nicht ins Handgepäck, aufgrund der neueren Sicherheitsbestimmungen werden sie in der Regel einkassiert etc.). Diese Checklisten sind sinnvoll und können über viele Jahre hinweg verwendet werden, sie stellen sicher, dass in der Eile des Aufbruchs oder in den hektischen Tagen zuvor nichts Wesentliches in Vergessenheit gerät. Im Gepäck wird sich dabei zumeist mindestens eine Kleinigkeit befinden, die an zu Hause erinnert, ein Kuscheltier oder ähnliche Dinge, die für allein reisende Erwachsene treue Begleiter sein und die Einsamkeit insbesondere an den Abenden etwas vermindern können. Kurze tägliche Telefonate mit einer Bezugsperson können sehr hilfreich sein, auch mit dem Therapeuten könnten in regelmäßigen Abständen kurz gehaltene telefonische Rückmeldungen über das Befinden bereits vor der Abreise vereinbart werden. Dies kann sehr zur Beruhigung des Betroffenen beitragen. Sinnvoll ist auch die Mitnahme einer Bescheinigung (vielleicht in verschiedenen Sprachen) über das Vorliegen der autistischen Störung sowie über eventuell notwendige oder sinnvolle Hilfsmöglichkeiten in schwierigen Situationen. Falls Medikamente eingenommen werden müssen, sind die Lagerung sowie die möglicherweise veränderte Einnahme im Falle einer Zeitverschiebung unbedingt vorher mit dem behandelnden Arzt zu besprechen. Für den Fall unvorhergesehener Schwierigkeiten am Urlaubsort schließlich kann es für den Therapeuten notwendig sein, im Sinne einer Krisenintervention seinem Patienten auch während dessen Urlaubs kurzfristig zur Verfügung zu stehen.

Manche Menschen mit Autismus werden sich vielleicht auch deshalb von einer Urlaubsreise abhalten lassen, weil sie keinen passenden Reisepartner haben. Möglicherweise haben sie noch nicht für sich entdeckt, dass es durchaus angenehm sein und Spaß machen kann, allein eine Reise anzutreten. Leider ist es in manchen Gegenden, wo die Gäste meist mindestens zu zweit sind, immer noch der Fall, dass allein reisende Gäste mitleidig belächelt werden und dass in den schönen und bekannten Cafés oder Restaurants für einzelne Gäste nur kleine Tische am Rand zur Verfügung stehen, während die besten Plätze größeren Gruppen vorbehalten sind. In der Regel wird man aber auch als einzelner Reisegast positive und schöne Erfahrungen machen dürfen und ohne größere Probleme unterwegs sein können. Es empfiehlt sich, hierzu den Mut aufzubringen und dies zumindest einmal zu versuchen. Schließlich sollte man bedenken, dass es in einer Gruppe von Menschen nie möglich sein wird, die Dinge anzusehen oder die Aktivitäten zu unternehmen, zu denen man selbst auch wirklich Lust hat. Allerdings kann man sich alleine nicht austauschen und die schönen oder auch schwierigen Erfahrungen am Urlaubsort nicht mit anderen Menschen besprechen. Hier gäbe es vielleicht die Möglichkeit, ein eigenes „Urlaubstagebuch" mit schönen Fotos sowie mit einer Beschreibung der jeweiligen Gedanken und Erlebnisse zu gestalten, das zugleich auch später beim gelegentlichen Betrachten eine schöne Erinnerung an die Reise darstellen könnte.

Dies war die Idee meiner Therapeutin, der ich immer wieder davon berichtet hatte, dass es für mich im Urlaub jeweils schwierig ist, niemanden zu haben, dem ich von meinem Tagesablauf und von meinen Ausflügen und Erfahrungen berichten kann. Tagsüber, wenn ich eher abgelenkt bin durch schöne Erlebnisse, macht es mir dabei weit weniger aus, dass ich allein bin. Schwierig wird es jedoch an den Abenden. Dann ist die Einsamkeit am schlimmsten, vor allem in fremden Ländern, in denen ich die Sprache nicht oder nur ungenügend beherrsche und mich daher auch nicht durch das Fernsehprogramm berieseln lassen kann.

Ungünstig ist natürlich auch die ganz „praktische" Seite des Alleinreisens, so wird man viele Dinge allein bewältigen müssen, für die sonst mehrere Menschen zur Verfügung stehen. Dies fängt schon damit an, bei einem notwendigen Toilettenbesuch das gesamte Gepäck mitnehmen zu müssen, wenn kein Fremder mit der Aufsicht beauftragt werden soll. Mit einiger Übung wird sich hier jedoch bald eine gewisse Routine einstellen, die es ermöglichen wird, auch solche Situationen erfolgreich zu bewältigen und die Urlaubszeit auch allein zu genießen.

Überforderungssituationen

Die meisten Menschen mit Autismus kennen Situationen, die ihre Sinne so sehr strapazieren, dass es zu einer Überforderung ihrer extrem empfindlichen Wahrnehmung kommt, zu einer „Überladung" („Overload") von Sinneseindrücken. Dies kann beispielsweise ein Aufenthalt in einem großen Einkaufszentrum sein, wo viele verschiedene Reize auf den Betroffenen einströmen, dies können aber auch einfach spezielle Bilder, Geräusche oder Gerüche sein oder aber andere Sinneseindrücke, häufig auch die längerfristige ununterbrochene Exposition gegenüber anderen Menschen. Manchmal wird es sehr schwer sein, den konkreten Auslöser zu finden. Es erscheint dennoch wichtig, sich hierüber Gedanken zu machen und nach den Ursachen für diese Situationen zu suchen, aber auch nach den subjektiven Bewertungen derselben durch den autistischen Menschen zu fragen, denn erst dann kann nachfolgend eine Erfolg versprechende Behandlung versucht werden.

Auch dann, wenn ich in meiner Freizeit eine extrem unstrukturierte Zeitspanne verbringen muss, kann es sein, dass ich in einen solchen schlimmen Zustand gerate. So war ich kürzlich zusammen mit meinen Eltern bei meinem kleinen Neffen, um auf ihn aufzupassen, da seine Eltern einen Termin hatten. Ich habe mich wie immer sehr darauf gefreut, ihn zu sehen, aber die Kombination aus dem kleinen Kind und den vielen Stunden freier Zeit, die völlig ohne jeden Plan vor mir lagen, war einfach zu viel für mich und überforderte mich. Ich hatte im Vorfeld nicht die Möglichkeit, mich darauf einzustellen, was ich tun würde, und so kam es, dass ich eine sehr schlimme Zeit dort verbrachte und schließlich viel früher als ursprünglich vorgesehen die Heimreise antreten musste, weil ich gemerkt hatte, dass ich mich in mein Bett legen müsste, um mich wieder einigermaßen rasch erholen zu können und die Situation nicht vollständig eskalieren zu lassen. Solche Erfahrungen sind nicht leicht für mich, zeigen sie mir doch immer wieder meine Grenzen auf.

Die Symptomatik dieser Überforderungssituationen kann sehr vielgestaltig sein. Es können Kopfschmerzen oder auch einfach dumpfe Druckgefühle im Kopf auftreten, weiterhin Schwindelattacken, Übelkeit mit oder ohne Erbrechen, Kraftlosigkeit in den Gliedmaßen, Unruhezustände, Stimmungsschwankungen oder depressive Verstimmungen und vieles mehr, außerdem häufig das Gefühl, alles nicht mehr aushalten zu können, manchmal auch Angst in oder auch vor diesen Zuständen, dann vor allem als unspezifische Bedrohung.

Von großer Bedeutung kann es für den Betroffenen sein, die wichtigsten auslösenden Faktoren zu ermitteln und diese nachfolgend möglichst zu meiden, aber auch das Wahrnehmen und richtige Deuten möglicher „Frühzeichen" von Überforderungssituationen zu üben, um so dem „Vollbild" möglichst noch rechtzeitig entgegenzuwirken und damit schwierige oder gefährliche Momente so weit wie möglich zu vermeiden. Schließlich ist der autistische Mensch vor allem während solcher Zustände besonders anfällig für Gefahrensituationen aller Art, sodass neben der subjektiven Bedrohung durch die

Befindlichkeitsstörungen häufig auch eine objektive Gefahr durch Menschen besteht, die offensichtliche Notlagen anderer auszunutzen versuchen.

In einem ersten Behandlungsschritt muss überlegt werden, was dem Betroffenen in solchen Momenten etwas Linderung verschaffen könnte. Dabei sollte durchaus auch auf seine eigenen Erfahrungen zurückgegriffen werden, denn er wird möglicherweise bereits eine (mehr oder weniger erfolgreiche) Strategie entwickelt haben, mit diesen schwierigen und bedrohlichen Zuständen umzugehen. Sinnvoll kann das Erlernen von Entspannungstechniken sein, aber auch bereits entwickelte eigene Entspannungsverfahren, die subjektiv Linderung bringen, können genutzt werden, auch wenn sie noch so primitiv erscheinen mögen wie beispielsweise das meist beruhigende Schaukeln des Körpers. In solchen Zuständen höchster Bedrohung können fast alle Mittel recht sein, die eine Linderung bringen und keine wesentlichen Nachteile für den betroffenen Menschen mit Autismus sowie für dessen Umgebung haben.

Die weiteren Schritte sollten zum Ziel haben, die wesentlichsten Störfaktoren für das Wohlergehen des Betroffenen auszuschalten oder aber dessen Bewertung dieser Auslöser zu verändern. Häufig sind hier nur wenige kleinere Maßnahmen notwendig, so kann beispielsweise bei bestehender Lichtempfindlichkeit bereits das Auswechseln einer speziellen Leuchtröhre im Wohnbereich oder am Arbeitsplatz spürbare Erleichterung bringen. Es kann weiterhin nötig sein, Menschenansammlungen in speziellen Umgebungen wie Kaufhäusern, in denen außerdem noch schwierige Licht- und Geräuschverhältnisse herrschen oder besondere Gerüche eine Rolle spielen, soweit wie möglich zu vermeiden und das Einkaufen beispielsweise von zu Hause aus mit Hilfe von Versandhauskatalogen zu erledigen. Außerdem ist es sinnvoll, Autofahrten bei tief stehender Sonne einzuschränken und stattdessen weitere Strecken zu einer anderen Tageszeit zurückzulegen, da die immer wieder kurz zwischen den Bäumen hervorblitzenden Sonnenstrahlen sehr anstrengend sein können. Das sind relativ einfache Beispiele für effektive Hilfen, in anderen Fällen jedoch werden sicher weitaus schwieriger zu realisierende Veränderungen notwendig sein. All diese Überlegungen und Bemühungen sollten jedoch aus dem Wissen heraus geschehen, hierdurch für den Menschen mit Autismus einen sehr wesentlichen Beitrag zu seinem Wohlbefinden zu leisten und seine Lebensqualität erheblich zu erhöhen, andererseits aber auch durch das rechtzeitige Ausschalten von Störfaktoren zur Vermeidung von Krisensituationen beizutragen. Vor dem Hintergrund dieses Wissens wird hier sicher kaum eine Anstrengung zu groß sein können.

Krisensituationen

Im Leben vieler Menschen mit Autismus kommt es leider immer wieder auch zu schweren Krisensituationen, es können dann insbesondere Stereotypien, Aggressions-, Unruhe- und Erregungszustände mit selbst- oder seltener auch fremdaggressivem Verhalten auftreten, weiterhin Angstzustände und Stimmungsschwankungen sowie affektive Störungen. Insbesondere depressive Verstimmungen werden bei Menschen mit Autismus häufig übersehen (Poustka et al., 2004), da aufgrund der sowieso eher zurückgezogenen Lebensweise der Betroffenen und ihrer introvertierten Art die depressive Symptomatik von den Bezugspersonen oft lange Zeit nicht erkannt wird. Da eine depressive Episode für den Patienten jedoch erhebliches Leid bedeuten kann, sollten sich die Bemühungen auch darauf konzentrieren, bereits kleinste wegweisende Veränderungen im Anfangsstadium wahrnehmen und rechtzeitig entsprechende Maßnahmen einleiten zu können. Ähnliches gilt für Angstzustände, die sich häufig durch das Leben des Menschen mit Autismus hindurchziehen und dadurch das Erkennen einer behandlungsbedürftigen manifesten Angststörung erheblich erschweren werden.

Sehr gern würde ich lernen, mit meinen Ängsten besser klarzukommen. In all den Jahren ist die immer wiederkehrende Angst geblieben, meine Therapeutin könnte doch irgendwann umziehen und mich zurücklassen oder aber mich einfach los sein wollen. Ich denke fast täglich darüber nach und bekomme dann ziemliche Angst. Außerdem fürchte ich mich jeden Tag davor, dass meinen Eltern etwas zustoßen könnte, vor allem dann, wenn ich unterwegs bin und sie daher nicht sehen und mich nicht davon überzeugen kann, dass es ihnen gut geht. In den Zeiten, in denen ich zu Hause bin, geht es mir in dieser Hinsicht erheblich besser. Wenn ich dagegen in der Nähe meines Wohnortes unterwegs bin und einen Krankenwagen sehe oder höre, muss ich manchmal zu Hause anrufen, um mich zu vergewissern, dass alles in Ordnung ist.

Bei einer Krise handelt es sich um einen subjektiven Ausnahmezustand, der unterschiedlich lange andauern kann, vielleicht nur einige Minuten, vielleicht aber auch mehrere Wochen, und der die betroffene Person in den Zustand größter Verzweiflung oder Ausweglosigkeit und manchmal sogar an den Rand des Selbstmords bringen kann. Es handelt sich dann um eine akute Notfallsituation, in der der Betroffene rasch effektive Hilfe benötigt.

Für den Therapeuten ist es wichtig, in solchen Fällen nicht die eigenen Fähigkeiten und Kompetenzen in Frage zu stellen. Die Entwicklung einer Krise hat mit dem eigenen Versagen nichts zu tun, der Therapeut ist in aller Regel an ihrem Entstehen nicht beteiligt und dafür in keiner Weise verantwortlich. Dennoch kommt ihm in Krisensituationen seines Patienten natürlich eine sehr entscheidende Rolle zu. Es ist dann dringend erforderlich, gemeinsam alle notwendig erscheinenden Anstrengungen zu unternehmen, um die Stabilität des betroffenen Menschen mit Autismus baldmöglichst wiederherzustellen.

Natürlich wird man sich zunächst Gedanken zur Ursache der Krise machen. Hierfür können neben schweren Schicksalsschlägen auch bereits kleinste Veränderungen in der Umgebung des Betroffenen, vielleicht „Banalitäten", verantwortlich sein, die auf den ersten Blick gar nicht als solche erkennbar sein mögen. Auch Situationen der Über- bzw. Unterforderung können in Frage kommen, häufig geht es außerdem darum, dass der autistische Mensch das Gefühl hat, von seiner Umgebung nicht verstanden zu werden oder aber auch selbst etwas nicht zu verstehen. Besonders anfällig für Krisen ist der Betroffene auch in Zeiten der Unsicherheit, der Entwicklung und des Übergangs, beispielsweise in der Pubertät, während der Ablösung vom Elternhaus, beim Übergang von der Schulausbildung in den Beruf oder in ähnlichen Situationen, immer dann also, wenn die äußere Stabilität auseinanderzubrechen und sich dadurch erheblich negativ auf die innere Stabilität auszuwirken droht.

Eine schwere depressive Phase hatte ich in einer Zeit, als ich mir große Sorgen um meine Eltern einerseits und um meine Arbeitsstelle andererseits machte. Ich hatte also Probleme in den beiden einzigen Bereichen, die mir noch geblieben waren und die noch funktionierten. Je mehr ich damals über meinen Zustand nachdachte, umso verständlicher schien es mir zu sein, dass ich gerade zu dieser Zeit depressiv geworden war. Wann hätte ich es sonst sein sollen?

Stärkere emotionale Spannungen in der sozialen Umgebung werden sich häufig ebenfalls auf den Betroffenen auswirken, der es in der Regel ruhig, harmonisch und friedfertig liebt, der ein beträchtliches Gespür für aufkommende Spannungen haben und diese emotionalen Zustände oft nicht richtig bewältigen kann. Seine starke Unsicherheit und Verletzbarkeit aufgrund des in der Regel labilen Selbstwertgefühls machen den Menschen mit Autismus zudem für Kränkungen und Frustrationen aller Art anfällig, mit denen er häufig nur sehr schwer umgehen kann. Und schließlich können auch körperliche Krankheiten, erkannt oder auch unerkannt, Auslöser für Krisensituationen darstellen. Manche Betroffene haben ein deutlich reduziertes Schmerzempfinden, wieder andere können ihre Beschwerden nicht oder nur unzureichend äußern. So kann auch bereits eine einfache körperliche Untersuchung durch den Hausarzt vielleicht bei der Ursachenforschung weiterhelfen.

Insgesamt wird es sich lohnen, einige Zeit zu investieren, um den Auslöser der Krise zu finden, denn erst dann wird es möglich sein, effektiv Hilfestellung zu geben.

Ich habe gemerkt, dass es ein bisschen leichter für mich zu ertragen ist, wenn ich zu wissen scheine, woran es liegen könnte, dass es mir nicht gut geht. Das ist einfacher, als wenn dieser Zustand scheinbar ohne äußeren Auslöser eintritt. So kann ich hoffen, dass sich diese Dinge irgendwie regeln lassen werden und dass es mir dann auch wieder besser gehen wird. Das ist in solchen Situationen ein kleiner Hoffnungsschimmer.

Wichtig erscheint es, sich klarzumachen, dass dieselbe Konfliktsituation bei verschiedenen Menschen völlig unterschiedliche Reaktionen hervorrufen kann, sodass nicht nur das auslösende Ereignis, sondern auch die Wahrnehmung und Bewertung der Situation durch den Betroffenen, aber auch die darauffolgenden Reaktionen der Umgebung, insbesondere der Betreuer und Bezugspersonen, bei der Entstehung einer Krise bedacht werden müssen.

Ist die Ursache gefunden, sollte man durch gemeinsame Überlegungen zunächst versuchen festzustellen, welche Bedeutung die entsprechende Situation für den Patienten hat. Daran wird sich dann die Therapie orientieren müssen. Man sollte bedenken, dass nicht nur dieselbe Ursache bei verschiedenen Patienten völlig unterschiedliche Auswirkungen haben kann, sondern dass sich außerdem auch diese Auswirkungen im Verlauf der Krise in ihrer Form ändern können. So kann beispielsweise eine erhebliche Aggression und Wut nach einiger Zeit in eine depressive Stimmung mit starken Schuldgefühlen gegenüber der Umgebung umschlagen, wenn dem Betroffenen sein Handeln bewusst wird und er beginnt, darunter zu leiden.

Bei der Behandlung kann in schweren Fällen möglicherweise zumindest initial eine Klinikeinweisung notwendig werden. Hier ist die Situation für den autistischen Menschen häufig sehr unbefriedigend, da es nur wenige psychiatrische Fachabteilungen für erwachsene Personen mit Autismus gibt, in denen ausreichende Kenntnisse und Erfahrungen in der Behandlung dieser Patienten und ihrer speziellen Schwierigkeiten vorliegen. Immer wieder kommt es daher leider vor, dass Menschen mit Autismus bei Tobsuchtsanfällen oder in anderen Akutsituationen einfach medikamentös „ruhiggestellt" werden, ohne den (häufig umgehend abstellbaren) Auslöser identifizieren und ohne adäquat auf den jeweiligen Betroffenen reagieren zu können. In dieser tragischen Situation sind alle Therapeuten, Berater und Angehörigen des Patienten gefordert. Sie können durch Weitergabe wertvoller Informationen an ihre Kollegen in der Klinik hier eine entscheidende Rolle spielen. Andererseits sind aber auch die behandelnden Kollegen in den Krankenhäusern gefragt, die sich zumindest Grundkenntnisse über die autistische Störung aneignen und zu einer Zusammenarbeit mit den ambulanten Therapeuten bereit sein sollten, was leider in der Realität noch nicht immer der Fall ist.

In der Akutsituation kann es außerdem notwendig sein, eine Kombination aus medikamentösen Maßnahmen und einer psychotherapeutischen Behandlung anzustreben, die enge Zusammenarbeit mit einem Nervenarzt ist hierfür nicht nur in Krisensituationen sinnvoll. Da bis heute leider noch kein Präparat zur Verfügung steht, das sich als effektiv für die Behandlung der Kernsymptomatik des Autismus erwiesen hätte, erfolgt die medikamentöse Behandlung symptomorientiert. Es können Neuroleptika der neueren Substanzklassen (sog. „atypische" Neuroleptika) bei erheblicher Selbst- oder Fremdaggression, Antidepressiva bei Zwängen oder depressiven Zuständen, Stimulanzien bei hyperaktiv-impulsivem Verhalten oder auch Stimmungsstabilisatoren zur Anwendung kommen (Poustka et al., 2004). Benzodiazepinpräparate sollten dagegen wegen der Gefahr einer raschen Abhängigkeitsentwicklung nur sehr zurückhaltend und allenfalls kurzfristig eingesetzt werden. Für Einzelheiten sei auf die entsprechende Fachliteratur verwiesen, hier soll aber nochmals betont werden, dass die Indikation zu einer begleitenden Medikation während einer psychotherapeutischen Behandlung nicht zu eng gestellt werden sollte. Ein sinnvoll eingesetztes Medikament beziehungsweise eine sinnvolle Medikamentenkombination kann sehr schnell zu einer Deeskalation beitragen. Die Regel „Psycho- oder Pharmakotherapie" sollte endgültig der Vergangenheit angehören. Andererseits darf natürlich auch keine unkritische Verabreichung von sedierenden Medikamenten erfolgen, immerhin ist eine medikamentöse Behandlung allein die am wenigsten Erfolg versprechende Therapieform bei Verhaltensstörungen (Koniarczyk, 2006). Außerdem sollte es selbstverständlich sein, vor der Verabreichung eines Medikamentes den Menschen mit Autismus selbst und gegebenenfalls auch dessen Bezugspersonen ausführlich und verständlich über die Wirkungsweise, die Zeitdauer bis zum erwarteten Wirkungseintritt, aber auch über mögliche Risiken und Nebenwirkungen des gewählten Präparates aufzuklären. Nur dann wird der Betroffene zu einer regelmäßigen und zuverlässigen Einnahme bereit sein.

Für die psychotherapeutische Behandlung gilt, dass es nötig sein kann, in Krisensituationen die zuvor vereinbarten Rahmenbedingungen zu verändern, beispielsweise die Stundenfrequenz zu erhöhen und dafür vielleicht die Zeiteinheit der einzelnen Sitzungen zu verkürzen. Lange Termine können einen Patienten in einer akuten Krise quälen und überfordern. Die Krisenintervention orientiert sich am Hier und Jetzt des Patienten, um ihn von der unmittelbaren Krise zu distanzieren und nach Lösungsmöglichkeiten zu suchen. Eine Krise kann außerdem nach einer Änderung des therapeutischen Blickwinkels verlangen. So kann nach überstandener akuter Krisensymptomatik eine besser an die vorherrschende Symptomatik, die Fähigkeiten und Schwierigkeiten des betroffenen Menschen angepasste modifizierte oder aber eine zusätzliche Behandlung notwendig werden, bei Angstzuständen beispielsweise ein Angstbewältigungstraining oder eine systematische Desensibilisierung, bei Depressionen eventuell eine kognitive Therapie etc. In der Krise selbst sollte alles vermieden werden, was den Patienten belasten könnte. Entlastung und Beruhigung sowie die Vermittlung eines Gefühls von Sicherheit und Stabilität sind in diesen Fällen wesentliche Aufgaben des Therapeuten, der seinem Patienten außerdem vermitteln muss, dass Krisen kein Anlass zur Resignation sein dürfen, der ihn beruhigen, ihm Mut machen und ihm seine Anteilnahme und seine Hilfestellung versichern sollte. Das eventuell vorhandene soziale Netzwerk (Verwandte, Freunde, Nachbarn oder Kollegen) des Betroffenen ist als weitere Unterstützung voll einzusetzen.

Abschließend soll nicht unerwähnt bleiben, dass es trotz aller Schwierigkeiten auch für autistische Menschen durchaus möglich ist, aus einer erfolgreich überwundenen Krisensituation gestärkt und mit einem erweiterten Horizont hervorzugehen. Es können auch in diesen schwierigen Situationen Stärken entdeckt werden, die ansonsten vermutlich verborgen geblieben wären, und es können neue Ressourcen entwickelt werden, die nie bemerkt worden wären. Und schließlich kann die Überwindung einer akuten Krise das Selbstbewusstsein des betroffenen Menschen stärken und ihn ermutigen, auch in nachfolgenden ähnlichen Situationen nicht zu resignieren.

Familienangehörige und sonstige Bezugspersonen

Viele autistische Menschen bleiben auf die Beziehung zu einer verständnisvollen Mutter- oder Vaterfigur angewiesen, es „entwickelt sich zu den autistischen Kindern, die in der Familie leben, eine sehr enge, intensive wechselseitige Beziehung, die mit zunehmendem Alter (...) oft enger und intensiver wird" (Wendeler, 1984, S. 164), während andere Jugendliche, auch behinderte, den Kontakt zu ihresgleichen finden und die Beziehungen zu Erwachsenen für sie immer unwichtiger werden.

Aufgrund dieser engen Bindung sollten die Bezugspersonen des autistischen Menschen, wenn sie als überwiegend hilfreich erlebt werden und wenn der Betroffene dies wünscht, daher gelegentlich in die Behandlung mit einbezogen werden. Was allerdings nicht geschehen darf, ist die ständige Behandlung des Menschen mit Autismus in Gegenwart der Bezugspersonen. Er ist als eigene Person zu respektieren und auch so zu behandeln. Die Behandlung ist seine Behandlung und darf nur in Absprache mit ihm auch andere Menschen einschließen.

Für mich war es eine große Entlastung, dass meine Eltern mit Hilfe meiner Therapeutin über das Vorliegen der autistischen Störung informiert wurden. Das gehörte zu meinen dringendsten Wünschen, obwohl ich natürlich auch ziemliche Angst davor hatte. Aber ich glaube, es war gut so. Jetzt muss ich keine Angst mehr haben. Meine Eltern scheinen meine Therapeutin zu mögen, und sie scheinen zu verstehen, dass es mir gut tut, zu ihr zu gehen. Das Gespräch mit meinen Eltern gehörte daher zu den wichtigsten Dingen, die sie in all den Jahren für mich getan hat. Ich danke ihr sehr dafür.

Ein gemeinsames Gespräch kann ganz erheblich zum besseren Verständnis beitragen, denn oftmals wird Menschen mit Autismus von ihrer Umgebung nachgesagt, sie strengten sich nur nicht genug an und könnten sich viel besser beherrschen und viel leistungsfähiger sein, wenn sie nur wollten. Den Bezugspersonen sollte daher vermittelt werden, dass es jedoch immer wieder Situationen geben wird, die die Betroffenen trotz größter Mühe so sehr überfordern werden, dass sie beim besten Willen nicht damit zurechtkommen können (s. auch Kapitel „Überforderungssituationen").

Das soll aber nicht heißen, dass wir nicht immer wieder bereit dazu sind, weiter an uns zu arbeiten, und das müssen wir auch, denn aufgrund unserer vielfältigen Schwierigkeiten fällt uns der Erfolg meist nicht in den Schoß. Wir dürfen daher nicht aufgeben, sondern müssen immer weiter kämpfen und immer neue Anstrengungen auf uns nehmen, um Perspektiven zu erarbeiten und nach Möglichkeiten zu suchen, die auch unser Leben lebenswert machen.

Ein solches gemeinsames Gespräch mit Angehörigen oder Betreuern sollte mit dem autistischen Menschen jeweils ausführlich vor- und auch nachbesprochen werden, um zu erfahren, welche Erwartungen und Wünsche er diesbezüglich hat, welche Themen seiner Meinung nach angesprochen oder auch vermieden werden sollten bzw. wie er die Situation erlebt hat. Was besprochen wurde, ist dann auch im Gespräch mit den Bezugspersonen zu respektieren. Vertrauliche Dinge dürfen generell auf keinen Fall mitgeteilt werden, es sei denn, die Mitteilung ist zur Abwendung erheblicher Gefahren unbedingt erforderlich, wie dies beispielsweise bei akuter Suizidalität bzw. akuter Fremdgefährdung der Fall sein kann. Ist dies nicht der Fall, würde durch das Preisgeben vertraulicher Gesprächsinhalte die Beziehung zwischen Therapeut und Patient erheblich gestört. Da Menschen mit Autismus ohnehin häufig große Schwierigkeiten haben zu erkennen, wem sie vertrauen können und wem nicht, würde dies möglicherweise das Ende der Therapie, ganz sicher aber einen erheblichen Rückschritt für die Beziehungsfähigkeit des Betroffenen bedeuten. Immerhin muss sich der Therapeut in erster Linie als „Anwalt" des autistischen Menschen verstehen, er wird und sollte sich jedoch in gewissen Grenzen auch den Angehörigen verpflichtet fühlen.

Für diese kann es eine große Erleichterung sein zu erfahren, dass sie nicht die persönliche Schuld an der Behinderung des Betroffenen tragen. Das sollte man ihnen unbedingt vermitteln. Generell dürfen keine Schuldzuweisungen vorgenommen werden. Für eventuelle wiederholt auftretende feindselige oder sonstige nur schwer zu tolerierende Verhaltensweisen seitens des autistischen Menschen muss man um Nachsicht werben, falls dies möglich erscheint, und man sollte zusätzlich auch die Bedeutung dieses Verhaltens erläutern. Den Bezugspersonen kann es dann leichter fallen, dies als Ausdruck der autistischen Behinderung und nicht als Schikane zu verstehen und möglicherweise auch bis zu einem gewissen Punkt zu tolerieren. Auch könnte durch den Therapeuten eine Anleitung erfolgen, wie die familiären Interaktions- und Kommunikationsmuster verändert und damit verbessert werden könnten – in vielen Fällen ein wichtiger Punkt. In einer therapeutischen Beziehung sind ja viele Entwicklungen insbesondere dadurch möglich, dass der Patient die Erfahrung machen kann, dass der Therapeut im Kontakt mit ihm anders reagiert, als er es von seinen Alltagsbeziehungen her gewohnt ist.

Die Diagnose einer autistischen Behinderung bei ihrem Kind mag für viele Eltern zumindest anfangs ein großer Schock sein, sie werden enttäuscht, traurig und mutlos sein, sie werden fürchten, bei der Erziehung versagt zu haben, und sie werden möglicherweise das nicht existierende gesunde Kind vermissen, das sie sich so gewünscht hatten. Sie haben sich sicher alles so schön vorgestellt, und stattdessen haben sie ein Kind bekommen, das sich nicht umarmen lassen will, das ein Lächeln scheinbar nicht erkennt und nicht erwidert, das kein Gespür für zwischenmenschliche Situationen und schon gar kein Interesse daran zu haben scheint, das es vielleicht niemals schaffen wird, allein zu leben, und das immer auf Hilfe angewiesen sein wird. Es wird notwendig sein, die Eltern beim Erleben dieser Gefühle einige Zeit zu begleiten und ihnen bei deren Bewältigung zu helfen. Man sollte ihnen dabei vermitteln, dass sie kein Kind verloren, sondern dass sie eine ganz besondere Tochter, einen ganz besonderen Sohn gewonnen haben, dass ihr Kind es genauso wie alle anderen Kinder verdient, den Stolz und die Freude seiner Eltern über seine Existenz erfahren zu dürfen, und dass es ihm einen unglaublichen Schmerz bereiten wird, auf diese wichtige Erfahrung verzichten zu müssen. Schließlich brauchen auch die Geschwister von autistischen Menschen eine altersangemessene Erklärung des Störungsbildes, auch sie sollten trotz aller Sorge um den betroffenen Menschen nicht vergessen werden.

Zur Unterstützung der Angehörigen, für deren eigene Gesundheit die Behinderung ihres Kindes ein Risiko darstellt (Allik et al., 2006), können auch Selbsthilfeverbände und Elternvereinigungen eine große Rolle spielen. Hier sind insbesondere die Regionalverbände „Hilfe für das autistische Kind" (Namensänderungen sind teilweise vorgesehen, um zu verdeutlichen, dass die Unterstützung nicht nur Kindern vorbehalten ist, sondern selbstverständlich auch Maßnahmen für Jugendliche und Erwachsene einschließt; Adressen sind beim Bundesverband „Autismus Deutschland e. V.", s. Anhang, erhältlich) zu nennen, die größtenteils bereits in den siebziger Jahren meist von Eltern autistischer Menschen unter oft großem finanziellem und zeitlichem Einsatz gegründet wurden und seither sehr viel zum Wohlergehen der betroffenen Menschen mit Autismus und ihrer Angehörigen beitragen konnten. Die große Zahl der heute erfolgreich arbeitenden Regionalverbände und auch der Therapiezentren macht deutlich, was mit hoher Einsatzbereitschaft und großem Durchhaltevermögen auf diesem Gebiet möglich ist. An dieser Stelle soll jedoch erwähnt werden, dass leider immer weniger Menschen in solchen Verbänden zu einer ehrenamtlichen Arbeit in den Vorständen oder auch im Hintergrund bereit sind. Sämtliche Hilfeleistungen dürfen daher nicht als selbstverständlich betrachtet werden und können nur dann erhalten bleiben, wenn sich auch künftig Eltern persönlich engagieren, sich für die Finanzierung einsetzen und Antworten auf die offenen Fragen zur Zukunft ihrer Kinder einfordern. Dies alles klingt nach einer mit vielen Entbehrungen verbundenen Arbeit, die Kraft kostet – aber es ist auch eine Arbeit, die im Gegenzug viel Kraft zurückgeben kann (Daun, 2006). Alle Eltern und alle sonstigen Bezugspersonen des autistischen Menschen sollten daher zu einer solchen Tätigkeit im Rahmen ihrer Möglichkeiten motiviert werden.

Auch für den Therapeuten selbst wird es schließlich interessant sein, die Bezugspersonen seines Patienten persönlich kennen zu lernen und von diesen etwas über die familiären Strukturen und auch über das häusliche Verhalten des Betroffenen zu erfahren, vielleicht auch solche Einzelheiten, die für die weitere Behandlung nicht unwesentlich sind.

Der Therapeut hat zusammenfassend beim gemeinsamen Gespräch mit Angehörigen die Möglichkeit, einerseits um Verständnis für seinen Patienten zu werben, gleichzeitig aber auch den Bezugspersonen bei der Bewältigung ihrer Gefühle zu helfen und ihnen zu vermitteln, dass auch sie vermutlich indirekt von der Behandlung des Betroffenen profitieren werden. So kann dieses Gespräch, ausreichend vorbereitet, richtig angegangen und durchgeführt, für alle Seiten zu einem Gewinn werden.

Vermittlung weiterführender Hilfen

Für den Bedarfsfall müssen dem Betroffenen weiterführende Hilfen wie beispielsweise Kontakte zu Fachärzten vermittelt werden, denn er selbst hat damit wahrscheinlich erhebliche Schwierigkeiten, weil er meist gar nicht wissen wird, wie er die Suche angehen sollte, wohin er sich wenden und wie er dort seine Anliegen verständlich machen könnte. Möglicherweise wird der Therapeut den autistischen Menschen bei einem solchen Spezialisten voranmelden und dort seine Schwierigkeiten vorab erklären müssen, um einen befriedigenden Kontakt und ein gutes Ergebnis zu erreichen.

Nach einer recht langen Zeit ohne zahnärztliche Behandlung hatte ich schließlich beschlossen, meine Therapeutin hierfür um Hilfe zu bitten. Sie konnte mir eine sehr liebe und verständnisvolle Zahnärztin nennen, die ich vorab in einem Brief über meine Schwierigkeiten informiert hatte und die es erstaunlicherweise geschafft hat, mich ohne größere Schwierigkeiten, von meinen vielen Ängsten einmal abgesehen, erfolgreich zu behandeln. Ich war sehr, sehr erleichtert, und die Zahnärztin erklärte mir, es sei sehr hilfreich gewesen, vor der Behandlung durch einen Brief informiert worden zu sein. Dieses Vorgehen möchte ich also durchaus empfehlen. Auch konnte meine Therapeutin mir helfen, eine sehr nette Gynäkologin für Vorsorgeuntersuchungen zu finden, die sie dann ebenfalls bereits im Vorfeld der Untersuchung telefonisch über mein Behinderungsbild informiert hatte. Diese Methode erwies sich auch hier als sehr gut.

Generell sollte der Betroffene zu einem regelmäßigen Kontakt mit Ärzten und Zahnärzten sowie zu einem gesundheitsfördernden Verhalten, zu vorbeugenden Maßnahmen wie Impfungen und zu Maßnahmen der Krankheitsfrüherkennung wie Vorsorgeuntersuchungen ermutigt und angehalten werden. Schwierig wird dabei möglicherweise der erhöhte Zeitbedarf der betroffenen Menschen sein, den anzubieten wohl nicht jeder Arzt bereit und in der Lage sein wird. Außerdem wird von Seiten des Arztes natürlich auch eine gewisse Sensibilität, eine besondere Akzeptanz und Toleranz für autistisch behinderte Menschen und ein ausgeprägtes Einfühlungsvermögen nötig sein, insbesondere in Fachdisziplinen wie der Gynäkologie. Der Arztbesuch kann also für Betroffene mit einer Vielzahl von Problemen verbunden sein, die bedacht werden müssen. Eine sehr positiv zu bewertende Entwicklung ist derzeit an mehreren Universitätskliniken zu verzeichnen, wo spezielle Sprechstunden für erwachsene Menschen mit Asperger-Syndrom angeboten werden (u. a. Kumbier, 2005).

Hilfe benötigen viele Betroffene auch beim Umgang mit Behörden oder bei der Erledigung ihrer Finanzgeschäfte, auch im Hinblick auf eine spätere finanzielle Absicherung im Alter. Es gelingt ihnen oft nicht, ihr Anliegen so vorzubringen, dass ihr Gegenüber dies auch versteht, sie gehen häufig recht planlos und unstrukturiert an solche Aufgaben heran und wissen nicht, wie sie die notwendigen Formulare richtig ausfüllen müssen. Die Angst vor dem persönlichen Kontakt mit dem jeweiligen Sachbearbeiter kommt meist noch erschwerend hinzu. Bislang gibt es auf diesem Gebiet leider noch keine ausreichenden Möglichkeiten, sodass man sich um eine individuelle Hilfe wird bemühen müssen. Häufig wird es schon hilfreich sein, im Vorfeld zu besprechen, wie man genau vorgehen und das Anliegen vorbringen muss, aber auch zu überlegen, welche Dinge auf anderen Wegen, beispielsweise schriftlich oder über das Internet, erledigt werden könnten. Es kann notwendig werden, hierfür die entsprechenden technischen Hilfsmittel wie z. B. Computer zur Verfügung zu stellen. Auch das Erledigen von Behördengängen kann mit oft gutem Erfolg beispielsweise in Rollenspielen oder anhand von schriftlichen Aufzeichnungen im Vorfeld geübt werden.

Bei stärkeren Beeinträchtigungen durch sensorische Reize oder aber bei erheblichen motorischen Beeinträchtigungen könnten je nach Ausmaß die zur Verfügung stehenden Allgemeinmaßnahmen oder Hilfsmittel wie festes, qualitativ hochwertiges Schuhwerk, die Verwendung von Sonnenbrille, ggf. ergänzt durch spezielle Filter („Irlen-Brille"), oder Ohrenstöpseln empfohlen werden. Mit einiger Überlegung gelingt es hier, für viele Beeinträchtigungen unterstützende Maßnahmen zu finden.

Durch das Internet ist das Leben für viele Menschen mit Autismus erheblich einfacher geworden. Viele Kontakte, die ihnen kaum möglich wären, können so vermieden und durch eine Online-Recherche ersetzt werden. Auch zur Suche von Spezialisten für alle nur denkbaren Bereiche lässt sich das Internet sehr gut nutzen, und mittlerweile sind auch alle wichtigen Anlaufstellen für Betroffene auf diese Weise erreichbar. In diesem Buch sollen im Anhang nur einige wenige von ihnen genannt werden. Weiterführende Informationen sowie Links zu weiteren Hilfsmöglichkeiten findet man bei den vorgestellten Vereinen und Verbänden, die im Rahmen ihrer Möglichkeiten gern unterstützend und informierend zur Verfügung stehen werden, deren finanzielle Mittel aber natürlich begrenzt sind und die daher auf einen Unkostenbeitrag oder auf Spendengelder angewiesen sind, um ihre umfangreichen Hilfeleistungen auch in Zukunft zur Verfügung stellen zu können. Auch die Internet-Suchmaschinen werden schließlich viele weitere Links und Informationen liefern.

Sehr hilfreich wären regionale Verzeichnisse von autismusspezifischen Hilfsangeboten, wie dies für den Großraum Berlin bereits in Buchform vorliegt (Schirmer, 2002). Der große Aufwand solcher Recherchen könnte sich für viele Betroffene bereits nach kurzer Zeit bezahlt machen, allerdings müssten in nicht allzu großen Abständen Aktualisierungen erscheinen, um den aktuellen Stand auch längerfristig gewährleisten zu können.

Wünschenswert wäre außerdem eine Auflistung von Therapeuten und Beratungsstellen, die sich als Anlaufstellen kurzfristig für eine Begleitung oder eine Krisenintervention im Urlaub zur Verfügung stellen und die ebenfalls im Internet abgerufen werden könnten.

Auch mir wäre insbesondere in schwierigen Zeiten wohler gewesen, hätte es eine solche Möglichkeit gegeben, hätte ich zumindest eine Adresse gehabt, wohin ich mich in der Nähe meines jeweiligen Aufenthaltsortes im Bedarfsfall hätte wenden können. So aber musste ich immer wieder auf Frau S. zurückgreifen, die für mich in solchen Fällen zwar meist sehr hilfreich war, für die ein solcher telefonischer Kontakt über eine größere Entfernung hinweg aber oft nicht ganz leicht gewesen war, wie sie mir kürzlich sagte.

Wie bereits in der Einleitung erwähnt, gibt es außer der Psychotherapie eine Vielzahl von weiteren Behandlungsmethoden, die bei Menschen mit Autismus mit zum Teil gutem Erfolg angewandt werden können. Sie alle aufzuzählen und näher zu beschreiben ist an dieser Stelle natürlich nicht möglich. Allgemein ist jedoch zu sagen, dass bei einigen dieser alternativen Behandlungsmöglichkeiten durchaus auch eine kritische Zurückhaltung angebracht ist. Nicht selten werden hier Wunderheilungen versprochen, die es jedoch nicht geben kann und auch nicht geben wird. Es ist verständlich, dass autistische Menschen, die sehr unter ihrer Behinderung leiden, oder aber deren Angehörige und Freunde jede Möglichkeit zur Verbesserung der Lebenssituation nutzen und nach jedem „Strohhalm", der sich ihnen diesbezüglich zu bieten scheint, greifen möchten. Leider wird dies jedoch häufig ausgenutzt, was äußerst unfair und scharf zu verurteilen ist.

Es soll betont werden, dass durchaus nicht alle „Außenseitermethoden" das Ausnutzen von gutgläubigen und leidenden Menschen zum Ziel haben. Selbstverständlich gibt es auch viele seriöse Angebote mit vielversprechenden Ansätzen für Menschen mit Autismus. Solange die Wirksamkeit dieser Methoden nicht ausreichend wissenschaftlich belegt ist, ist hier jedoch ein eher zurückhaltendes Verhalten ratsam. Man sollte überlegen, ob man denn wirklich nach jedem sich bietenden Strohhalm, der unter Umständen auch erhebliche Nachteile wie starke Nebenwirkungen oder immense Kosten mit sich bringen kann, greifen muss.

Der Therapeut eines Menschen mit Autismus sollte über die wichtigsten additiven Behandlungsmöglichkeiten informiert sein und darüber Bescheid wissen, wann es sinnvoll sein könnte, seinem Patienten unter Berücksichtigung des Ausmaßes des Störungsbildes, des Leidensdruckes und der persönlichen Zielvorstellungen das eine oder andere Verfahren zu empfehlen, wann es andererseits jedoch eher angebracht ist, hier zur Zurückhaltung zu raten.

Ich möchte Sie ermutigen – ein Nachwort der Autorin an die Therapeuten

Natürlich ist die Behandlung von Menschen mit Autismus nicht immer einfach, im Gegenteil, Sie, die Therapeuten, werden wahrscheinlich in vielen Fällen immer wieder an Ihre Grenzen stoßen. Dennoch möchte ich Sie zu einer Zusammenarbeit mit autistischen Menschen ermutigen. Diese mögen zwar auf den ersten Blick ablehnend oder sogar feindselig wirken, aber bei näherem Hinsehen erkennt man doch meist, dass wohlwollende Hilfsangebote gern angenommen werden.

Wenn Sie sich also auf eine solche Arbeit einlassen wollen, vergessen Sie bitte zunächst einmal die meisten theoretischen Dinge, die Sie irgendwann einmal über Autismus gelesen oder gelernt haben. Versuchen Sie vielmehr zu erkennen, was Ihr jeweiliges Gegenüber gerade am meisten benötigt. Machen Sie sich klar, dass jeder Betroffene ganz individuelle Fähigkeiten hat, die gefördert, aber auch ganz individuelle Probleme, die therapeutisch angegangen werden müssen. Machen Sie sich weiter bewusst, dass auch jemand, der sehr intelligent, vielleicht sogar hoch begabt zu sein scheint, sich möglicherweise auf anderen Gebieten unglaublich dämlich anstellen wird, dass zugleich aber auch manch scheinbar „hoffnungsloser Fall" verborgene und überraschende Talente besitzt oder Fortschritte macht, die man ihm nie zugetraut hätte, und bitte machen Sie nicht den Fehler, Ihren Patienten nur als das Ergebnis seiner Fehler oder als die Summe seines Versagens zu definieren. Niemand besteht ausschließlich aus psychopathologischen Befunden, und es ist entsetzlich traurig, dass dies etwas ist, was viele autistische Menschen über einen Großteil ihres Lebens hinweg begleitet. Ihr „Anderssein" wird ihnen, obwohl es auch für sie selbst schwer genug zu ertragen ist und sie sehr belastet, außerdem auch noch bei jeder Gelegenheit zum Vorwurf gemacht. Sie werden Ihre Hilfe und Unterstützung dabei brauchen, ihre Andersartigkeit immerhin ein Stück weit zu akzeptieren, und sie wünschen sich sehr, dass diese auch von Ihnen akzeptiert wird und bis zu einem gewissen Grad auch in unserer Gesellschaft ihren Platz haben darf.

Andererseits dürfen Sie aber auch nicht die Unzulänglichkeiten Ihrer Patienten bagatellisieren. Die meisten unserer Schwierigkeiten wachsen sich nicht einfach aus. Wir haben tagtäglich und meist lebenslang mit unseren Einschränkungen zu kämpfen. Wir sind nicht nur die „Gelehrten", die „Kreativen" oder „Begabten", als die wir oft dargestellt werden. In der Regel leiden wir entsetzlich unter unserer Andersartigkeit und Isolation. Der Autismus ist eine Behinderung, die immer wieder sehr einsam macht.

Bitte lassen Sie dem autistischen Menschen zu Beginn der Behandlung Zeit, sich selbst für oder gegen eine weitere therapeutische Behandlung bei Ihnen zu entscheiden. Vielleicht wenden Sie jetzt ein, es sei doch bekannt, autistische Menschen bräuchten Verbindlichkeit. Deshalb sagte ich ja, vergessen Sie diese Dinge zunächst erst einmal. Verbindlichkeit ist uns wichtig, aber auch wir wollen nicht mit uns aufgedrängten Angeboten überrumpelt werden, wir wollen selbst entscheiden und auswählen dürfen, und mit ein wenig Hilfe und Unterstützung können wir das auch.

Wenn wir uns für eine Arbeit mit Ihnen entscheiden, weil wir glauben, dass Sie die richtige Therapeutin bzw. der richtige Therapeut für uns sind, dann ist das eine Wahl, die Sie – bei aller Arbeit, die Sie vermutlich immer wieder mit uns haben werden – ehren sollte, zeigt es Ihnen doch, dass Sie offensichtlich die nötige Sensibilität und das nötige Fingerspitzengefühl besitzen, um mit autistischen Menschen erfolgreich zu arbeiten. Bitte helfen Sie uns, in Ihrer Welt einigermaßen zurechtzukommen, nehmen Sie aber auch gelegentlich die Einladung an, sich mit uns in unsere Welt zu begeben und uns zu helfen, darin glücklich zu werden. Denn auch wenn ich Ihnen natürlich noch von vielen weiteren Schwierigkeiten berichten könnte, ist es doch nicht so, dass unser Leben nur aus Problemen besteht. Wir Menschen mit Autismus haben durchaus auch unsere Vorzüge. Die meisten von uns sind pünktlich, zuverlässig, gutmütig, aufrichtig und ehrlich, und darüber hinaus gibt es wohl für jeden Betroffenen noch viele weitere individuelle Vorzüge, die ihn zu einem einmaligen und einmalig liebenswerten Menschen machen.

Genießen Sie Ihre berufliche Tätigkeit mit Ihren oft so ungewöhnlich und merkwürdig erscheinenden, meist jedoch im Kontakt liebevollen und dankbaren Patienten, so wie auch wir die Arbeit mit Ihnen und die Beziehung zu Ihnen genießen, wenn Sie für uns der richtige Therapeut sind. Auch die Tatsache nämlich, dass Menschen mit Autismus absolut beziehungsunfähig sind, dürfen Sie getrost vergessen. Wir brauchen lediglich ein bisschen Hilfe dabei.

Die letzten Arbeiten an diesem Manuskript entstanden in den Tagen, als in Deutschland „die Welt zu Gast bei Freunden" war, so jedenfalls lautete ja das Motto der Fußball-Weltmeisterschaft 2006. In einer Umfrage einer großen deutschen Sonntagszeitung (Frankfurter Allgemeine Sonntagszeitung, Ausgabe vom 11.6.2006) wurden in den ersten Turniertagen mehrere ausländische Gäste nach ihren bisherigen Erfahrungen in unserem Land befragt, und sie alle waren begeistert von der Freude und der Fröhlichkeit, aber auch von der Höflichkeit, der Toleranz und der Hilfsbereitschaft der einheimischen Bevölkerung. Vielleicht könnte dies auch für uns eine Chance sein. Vielleicht gelingt es uns, diese allen Vorurteilen zum Trotz auch in der heutigen Gesellschaft bestehende Bereitschaft, sich auf das Fremde, Neue und Ungewohnte einzulassen, die Andersartigkeit des Gegenübers zu akzeptieren und über dessen Unzulänglichkeiten hinwegzusehen, auch für Menschen mit Behinderungen und somit auch für Menschen mit Autismus zu nutzen, sodass auch wir uns in dieser uns oft so fremden Welt ein bisschen mehr zu Hause fühlen dürfen.

„In meinem Leben haben sich die meisten positiven Entwicklungen erst in den letzten Jahren vollzogen. Daran waren viele Menschen beteiligt. Damit möchte ich all den lieben Menschen, die sich um uns Menschen mit Autismus sorgen, sagen, dass Ihre Bemühungen nicht vergebens sind, wenn sie auch oft mühsam erscheinen. Wir wissen Ihre Hilfe zu schätzen und bedanken uns ganz herzlich dafür" (Preißmann, 2005, S. 119).

Danke, dass es Menschen wie Sie gibt, die sich für uns einsetzen, die uns dabei helfen, unser Glück zu finden, und die mit uns gemeinsam daran arbeiten, dass diese Welt eines Tages auch Menschen wie uns willkommen heißen kann. Erst dann wird unser gemeinsames Ziel erreicht sein.

Anhang – wichtige Adressen

Autismus Deutschland
Bundesverband zur Förderung von Menschen mit Autismus e. V.
(früher: „Hilfe für das autistische Kind")
Bebelallee 141, 22297 Hamburg
Homepage: *www.autismus.de*; E-Mail: info@autismus.de
Der Bundesverband ist Herausgeber der Zeitschrift „Autismus" (Erscheinungsweise halbjährlich) sowie umfangreichen Informationsmaterials zum Thema Autismus, außerdem Veranstalter von Kongressen und Tagungen und der Fortbildungsreihe FBA; auf der Homepage finden sich außerdem Links zu Regionalverbänden, Therapiezentren, Wohnstätten für Menschen mit Autismus und sonstigen Einrichtungen. Die Seite ist interessant für betroffene Menschen, deren Eltern und Angehörige, für Therapeuten und alle Berufsgruppen, die mit Menschen mit Autismus arbeiten, sowie für die interessierte Öffentlichkeit.

Dianas Aspergerseite
Homepage: *www.aspiana.de*; E-Mail: webmaster@aspiana.de
Dies stellt eine umfangreiche Seite einer jungen Frau mit Asperger-Syndrom dar mit zahlreichen Links, Hinweisen auf Foren etc., Buchvorstellungen sowie Texten und Übersetzungen von wichtiger englischsprachiger Fachliteratur (insbesondere Literatur von Dr. Tony Attwood, einem Spezialisten auf dem Gebiet des Asperger-Syndroms in Australien).

Aspergia
Homepage: *www.aspergia.de*; E-Mail: info@aspergia.de
Die Seite von Heike Frank speziell für Menschen mit Asperger-Syndrom, aber auch deren Bezugspersonen, Therapeuten und die interessierte Öffentlichkeit bietet umfangreiche Serviceangebote, ein Bestellformular für die sehr empfehlenswerte Zeitschrift „Aspergia" (Erscheinungsweise vierteljährlich) und weiteres Informationsmaterial bzw. Gebrauchsgegenstände. Außerdem findet man Hinweise auf Veranstaltungen, besondere Aktionen und weiterführende Literatur sowie Links.

Aspies e. V.
Loewenhardtdamm 3
12101 Berlin
Homepage: *www.aspies.de*
Der Onlineauftritt von „Aspies e. V.", einem Verein von und für Menschen
mit Asperger-Syndrom, wird ständig erweitert und aktualisiert. Bereits jetzt
gibt es viele Informationen und hilfreiche Adressen für betroffene Menschen,
z. B. von Ärzten oder Rechtsanwälten mit Erfahrung mit Menschen mit Asperger-Syndrom, sowie Hinweise auf Veranstaltungen und Aktionen.

Natürlich gäbe es noch viele weitere Adressen und Organisationen zu nennen,
die insbesondere regional häufig sehr gute Arbeit für Menschen mit Autismus
und dem Asperger-Syndrom sowie deren Bezugspersonen, aber auch wichtige
Öffentlichkeitsarbeit leisten. An dieser Stelle soll jedoch, wie bereits erwähnt,
auf die vielen Links und Querverweise bei den oben aufgeführten Adressen
verwiesen werden. Insbesondere bei den Regionalverbänden in den verschiedensten Teilen Deutschlands, die über den Bundesverband „Autismus
Deutschland" erfragt werden können und auf dessen Homepage verlinkt
sind, finden sich sehr viele regionale Anlaufstellen verschiedenster Art. Jeder,
der nach spezifischen Informationen sucht, wird hier fündig werden.

Literatur

Aarons, M., Gittens, T. (1994): Das Handbuch des Autismus. Ein Ratgeber für Eltern und Fachleute. Beltz Verlag, Weinheim, Basel.

Allik, H., Larsson, J. O., Smedje, H. (2006): Health-related quality of life in parents of school-age children with Asperger Syndrome or High-Functioning Autism. Health and Quality of Life Outcomes 4, S. 4.

Asperger, H. (1944): Die „autistischen Psychopathen" im Kindesalter. Archiv für Psychiatrie und Nervenkrankheiten 117, S. 73–136.

Baron-Cohen, S., Leslie, A. M., Frith, U. (1985): Does the autistic child have a "theory of mind"? Cognition 21, S. 37–46.

Bölte, S., Poustka, F. (2005): Psychodiagnostische Verfahren zur Erfassung autistischer Störungen. Zeitschrift für Kinder- und Jugendpsychiatrie und Psychotherapie 33 (1), S. 5–14.

Bruning, N., Konrad, K., Herpertz-Dahlmann, B. (2005): Bedeutung und Ergebnisse der Theory of Mind-Forschung für den Autismus und andere psychiatrische Erkrankungen. Zeitschrift für Kinder- und Jugendpsychiatrie und Psychotherapie 33 (2), S. 77–88.

Dalferth, M. (2004): Berufliche Förderung, erfolgreiche Beschäftigung und soziale Integration junger Menschen aus dem autistischen Spektrum. Autismus Nr. 57, S. 4–11.

Dalferth, M., Vogel, H. (2006): Der Übergang ins Arbeitsleben. Hoffnungsvolle Ergebnisse eines Forschungsprojektes. In: Tagungsbericht Bundestagung 16.–18.9.2005, S. 160–171. Hrsg: Bundesverband „Autismus Deutschland e.V.", Hamburg.

Daun, D. (2006): Ermutigung. In: Jubiläumsbroschüre 2006, S. 23. Hrsg.: Autismus-Therapie-Zentrum „Hilfe für das autistische Kind e.V.", Hilden.

Dilling, H., Mombour, W., Schmidt, M. H., Schulte-Markwort, E. (1994): Internationale Klassifikation psychischer Störungen: ICD-10, Kapitel V (F), diagnostische Forschungskriterien, Weltgesundheitsorganisation. Huber Verlag, Bern, Göttingen, Toronto.

Feuser, G. (2001): Autismus – Eine Herausforderung des Mitmensch-Seins. Autismus Nr. 52.

Frith, U. (1989): A new look at language and communication in autism. British Journal of Disorders of Communication 24, S. 123–150.

Geißler, E., Wolf, J. (1998): Die Muschelkinder – ein Projekt zur Beschulung autistischer Kinder. In: Tagungsbericht 27.2.–1.3.1998, S. 221–235. Hrsg: Bundesverband „Hilfe für das autistische Kind e.V.", Hamburg.

Gerland, G. (1998): Ein richtiger Mensch sein. Verlag Freies Geistesleben, Stuttgart.

Gerner, H.: Asperger-Syndrom. Online unter *www.autismus-nordbaden-pfalz.de/asperger.htm*.

Grandin, T. (1997): Ich bin die Anthropologin auf dem Mars. Verlag Th. Knaur, München.

Grothues, A. (1999): Asperger-Syndrom – Die Entwicklung therapeutischer Methoden im Rahmen der praktischen Arbeit. In: Tagungsbericht 22.–24.10.1999, S. 64–71. Hrsg: Bundesverband „Hilfe für das autistische Kind e.V.", Hamburg.

Hecht, M. (2005): Das schwierige Glück der Freundschaft. Psychologie Heute, Ausgabe 5/05, S. 20–27.

Jaumeandreu, R. G. (1999): Freundschaft, Liebe, Sympathie. Soziale Kompetenz im Alltag. Verlag Hans Huber, Bern.

Jorgensen, O. S. (2002): Asperger: Syndrom zwischen Autismus und Normalität. Beltz Verlag, Weinheim, Basel.

Kaminski, M. (2006): Autismus im Wandel – Übergänge sind Herausforderung. Tagungsbericht 11. Bundestagung 16.–18.9.2005, S. 10. Hrsg.: Bundesverband „Autismus Deutschland e.V.", Hamburg.

Kamp-Becker, I., Mattejat, F., Wolf-Ostermann, K., Remschmidt, H. (2005): Die Marburger Beurteilungsskala zum Asperger-Syndrom (MBAS) – ein Screening-Verfahren für autistische Störungen auf hohem Funktionsniveau. Zeitschrift für Kinder- und Jugendpsychiatrie und Psychotherapie 33 (1), S. 15–26.

Kanner, L. (1943): Autistic disturbances of affective contact. Nervous Child 2, S. 217–250.

Kißgen, R., Drechsler, J., Fleck, S., Lechmann, C., Schleiffer, R. (2005): Autismus, Theory of Mind und figurative Sprache. Heilpädagogische Forschung XXXI/2, S. 81–100.

Koniarczyk, M. (2006): Geistige Behinderung ist keine Krankheit. Der Neurologe & Psychiater 04/06, S. 40–44.

Kumbier, E. (2005): Sprechstunde Asperger-Syndrom. Aspergia – Zeitschrift für Menschen mit Asperger-Syndrom Nr. 2, S. 3–6, Kiel.

Lechmann, C., Eckert, A. (2006): Bausteine aus einem Therapiemanual für Kinder und Jugendliche mit dem Asperger-Syndrom und High-functioning Autismus. In: Tagungsbericht 11. Bundestagung 16.–18.9.2005, S. 134–147. Hrsg.: Bundesverband „Autismus Deutschland e.V.", Hamburg.

Matoni, H. (2006): „Michael hat DAS nicht und wird ES auch nie haben!" – Ansichten, Einsichten und Schlussfolgerungen zum Thema Sexualität und Autismus. In: Tagungsbericht 11. Bundestagung 16.–18.9.2005, S. 238–242. Hrsg.: Bundesverband „Autismus Deutschland e.V.", Hamburg.

Mawhood, L., Howlin, P. (1999): The outcome of a supported employment scheme for high-functioning adults with autism or Asperger syndrome. Autism 3, S. 229–254.

McConachie, H., Le Couteur, A., Honey, E. (2005): Can a diagnosis of Asperger Syndrome be made in very young children with suspected autism spectrum disorder? Journal of Autism and Developmental Disorders 35/2, S. 167–176.

Newport, M., Newport, J. (2005): Crazy in Love. Ein autistisches Paar erzählt seine Geschichte. Droemer Verlag, München.

O´Neill, J. L. (2001): Autismus von innen. Nachrichten aus einer verborgenen Welt. Verlag Hans Huber, Bern.

Ozonoff, S., Jensen, J. (1999): Brief report: specific executive function profiles in three neurodevelopmental disorders. Journal of Autism and Developmental Disorders 29, S. 171–177.

Poustka, F. (2006): Autismus: aus Forschung und Praxis. In: Tagungsbericht 11. Bundestagung 16.–18.9.2005, S. 45–56. Hrsg.: Bundesverband „Autismus Deutschland e.V.", Hamburg.

Poustka, F., Bölte, S., Feineis-Mathews, S., Schmötzer, G. (2004): Autistische Störungen. Leitfaden Kinder- und Jugendpsychotherapie. Hogrefe Verlag, Göttingen.

Preißmann, Ch. (2005): ... und dass jeden Tag Weihnachten wär'. Wünsche und Gedanken einer jungen Frau mit Asperger-Syndrom. Weidler Verlag, Berlin.

Prince-Hughes, D. (2004): Heute singe ich mein Leben. Eine Autistin begreift sich und ihre Welt. Marion von Schröder Verlag.

Remschmidt, H. (2000a): Autismus. Erscheinungsformen, Ursachen, Hilfen. Verlag C. H. Beck, München.

Remschmidt, H. (2000b): Das Asperger-Syndrom – eine zu wenig bekannte Störung? Deutsches Ärzteblatt 97, Heft 19, S. 1296–1301.

Remschmidt, H., Kamp-Becker, I. (2006): Asperger-Syndrom. Springer Verlag, Heidelberg.

Rollett, B., Kastner-Koller, U. (2001): Autismus. Ein Leitfaden für Eltern, Erzieher, Lehrer und Therapeuten. Urban & Fischer Verlag, München, Jena.

Rutter, M. (2000): Genetic studies of autism: from the 1970th into the millennium. Journal of Abnormal Child Psychology 28, S. 3–14.

Rutter, M (2005): Autism research: lessons from the past and prospects to the future. Journal of Autism and Developmental Disorders 35/2, S. 241–257.

Schäfer, S. (1997): Sterne, Äpfel und rundes Glas. Mein Leben mit Autismus. Verlag Freies Geistesleben, Stuttgart.

Schirmer, B. (2002): Autismus in Berlin: Ein Handbuch und Ratgeber. Weidler Verlag, Berlin.

Schulz, B. (2000): Erfahrungsbericht aus der Arbeit mit Erwachsenen mit Asperger-Autismus. In: Tagungsbericht 22.–24.10.1999, S. 77–78. Hrsg.: Bundesverband „Hilfe für das autistische Kind e. V.", Hamburg.

Spitczok von Brisinski, I. (2005): Bullying/Mobbing in der Schule und in der stationären Behandlung unter Berücksichtigung von ADS und Asperger-Syndrom. Forum der Kinder- und Jugendpsychiatrie und Psychotherapie, S. 83–120.

Steindal, K. (1997): Das Asperger-Syndrom. Wie man Personen mit Asperger-Syndrom und autistische Personen mit hohem Entwicklungsniveau versteht und wie man ihnen hilft. Hrsg: Bundesverband „Hilfe für das autistische Kind e. V.", Hamburg.

Walter, J. (2004): Sexualbegleitung und Sexualassistenz bei Menschen mit Behinderungen. Edition „S". Universitätsverlag Winter, Heidelberg.

Wendeler, J. (1984): Autistische Jugendliche und Erwachsene. Gespräche mit Eltern. Beltz Verlag, Weinheim.

Wepil, E. (2006): Veränderungen in meinem Leben bespreche ich in meiner Selbsthilfegruppe. In: Tagungsbericht 11. Bundestagung 16.–18.9.2005, S. 228–232. Hrsg.: Bundesverband „Autismus Deutschland e. V.", Hamburg.

Wikipedia: Artikel „Autismus". In: Wikipedia – Die freie Enzyklopädie. Bearbeitungsstand: 23.07.2006.

Willey, L. H. (2003): Ich bin Autistin, aber ich zeige es nicht. Herder spektrum, Freiburg.

Wing, L. (1981): Asperger's syndrome: A clinical account. Psychological Medicine 11, S. 115–129.

Wing, L. (2005): Reflections on opening Pandora's box. Journal of Autism and Developmental Disorders 35/2, S. 197–203.

Zöller, D. (1992): Ich gebe nicht auf. Scherz Verlag, Bern, München, Wien.

Zöller, D. (2006): Fordern – Überfordern – Verständnis zeigen und Rücksicht nehmen. Autismus Nr. 61, S. 30–31.

Sachregister